# 完美受孕

## ——养育天才宝宝的第一步

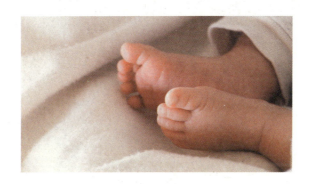

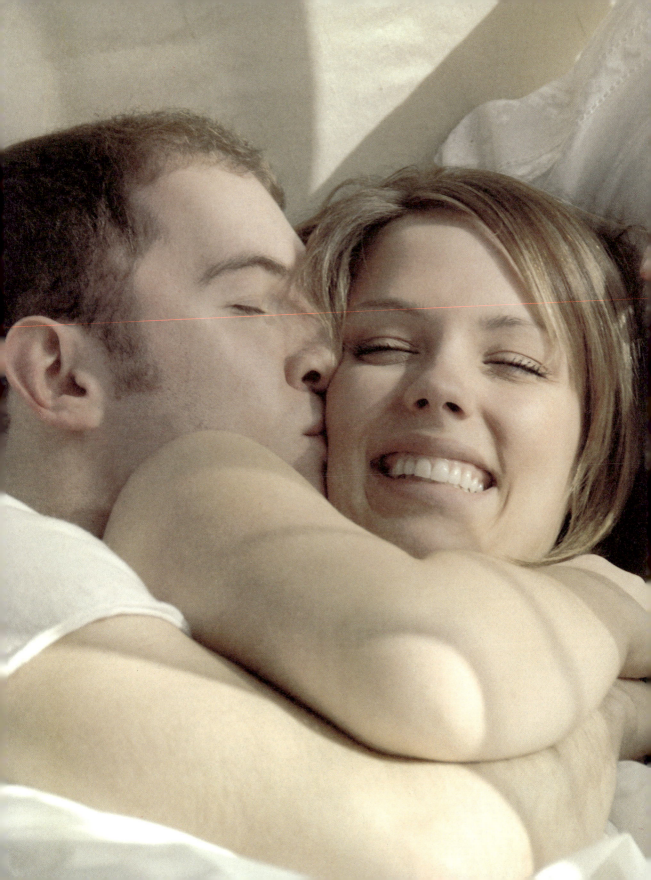

# 完美受孕

## ——养育天才宝宝的第一步

吉林出版集团有限责任公司

# 目录

## 第一章

在我为计划怀孕的夫妇进行首诊时，我首先会确认他们一些与生育能力相关的情况，比如年龄、健康状况、家族史。本书的第一章也采用同样的办法，帮助你根据自己总体的生育能力评估自己的生育水平，从而实现最大的受孕可能。

## 第二章

本章内容仅仅着眼于女性，包含了所有关于女性生育能力的重要信息，因此，你可以从中得到尽可能多的你想要了解的事实。其中包括：在月经周期中你的身体出现哪些变化，认识到何时你怀孕的可能性最大，以及理解年龄如何影响生育能力。

## 第三章

大多数男性对自己的生殖器官以及它们的功能不是十分清楚，因此本章旨在阐明夫妻双方应该了解的男性生殖基础知识。与此同时，该篇亦重点讨论了与男性健康相关的生活因素如：饮酒、饮食及对男性生殖的影响。

## 第四章

许多夫妻在准备怀孕的时候性生活变得刻意且毫无激情。对长期、稳定的婚姻关系来说，找回夫妻之间的乐趣和亲密是非常重要的。这一点，毫不夸张地说，可以解决很多夫妻之间的问题，不仅是增进夫妻双方的快乐，更能增加受孕的几率。

## 第五章

毫无疑问，一个人的生活方式对其生育能力有着重要的影响，烟酒、焦虑、过量运动（或缺少运动）、工作压力过大，都可以降低怀孕几率。这一章主要是帮助您认识到需要改变的生活方式，要做到这一点，最好的方法就是每一周重点针对某一种生活方式进行改变。

# 第六章

一个人的营养状态决定了他的生育能力。日常生活中注意饮食的搭配，对不健康的饮食做调整会有助于提高你的生育能力。饮食的调整应逐渐进行，你可以在某一段时间内只调整其中的一个方面。这样做可以使你逐渐适应这些改变，不会给你的生活带来过大的压力。

# 第七章

心理因素在受孕及怀孕过程中所起到的具体作用虽然目前尚未明确，但它们之间确实存在着一定的联系。一个人的性格、自我调节压力的能力以及既往的经历，能在某种程度上影响到一个人的生理机能。

# 第八章

我相信综合方法对健康极有好处，当然对于受孕也有同样作用。综合方法就是要充分利用辅助和主流药物治疗。想要受孕的女性可以从辅助治疗中受益。本章节提供了一些可能会对受孕有帮助的建议。

# 第九章

如果你已尽力尝试仍没有受孕，你应该决定是不是需要考虑人工受孕。各种选择都是可以的，通过吃药促进排卵或体外授精都是可以的。本章帮助你了解一下人工受孕。

# 第十章

无论是自然受孕或辅助受孕，你现在会想尽一切可能的方法成功受孕得到个健康的宝宝。本章节将帮助你度过头几个星期，这段时期很多女性不论在生理上还是情绪上都最容易受伤。

# 序言

据不同研究显示，约有10%—20%的夫妻存在生育方面的问题，而且我认为这个数字在未来几年也不可能有下降趋势。很多夫妻以及他们的父母、兄妹、好友都需要这方面的指导意见。

1978年世界上第一例试管婴儿Louise Brown的诞生，掀开了生殖医学发展的新篇章。辅助生殖技术曾一度遭受到医学专业人士以及媒体大众的质疑，有些人认为它只是昙花一现，有些人则批评它是违反道德伦理，违背自然规律的。30年过去了，世界上有了约300万试管婴儿，现在即使某位知名人士接受了辅助生殖治疗，也不再是什么新闻头版头条的大事了。

然而，虽然人们已经接受辅助生殖技术，但我们似乎忘记了孕育宝宝不单只涉及性生活这一个方面。这本书在指导生育、治疗不育、怀孕指导等问题的价值在于其所提出的解决方法。吉塔·韦斯特（Zita West）从实验研究、临床工作以及多个从医者的治疗方法中搜集了大量信息，并融入了一些常识知识，浅显易懂地讲述了人类生育以及所存在的问题。对于不育夫妇，她还强调夫妻双方要珍爱并尊重彼此，讨论了相关的检查以及治疗手段给他们带来的压力，并提出了帮助他们应对冒昧的干涉与有创治疗所带来非人性化的影响。

难能可贵的是，她提出除IVF（体外授精）以外的解决不育的方法——受媒体误导，许多夫妻认为他们只能依靠媒体所极力推崇的高科技治疗手段才能怀孕，而实际上一些简单的方法就可以起效，比如调整性生活的时间、改变生活方式等。这也正是吉塔·韦斯特（Zita West）这本书的精华所在，也是其与同类书相比的特别之处。在本书中她也简单谈及了体外授精的相关知识，并且强调了辅助生殖技术的作用和夫妻之间的互相帮助，也更详细地讲述了一些更易被人所接受的受孕方法。IVF技术虽令人惊叹不已，但这与不孕门诊的经历却全然不同。阅读此书可帮助不孕夫妻更好地处理所面对的问题，采取尽可能有益于健康的疗法。

威廉·L·莱泽（William L Ledger）是英国谢菲尔德大学妇产科医学教授，谢菲尔德皇家哈利姆谢尔医院（Royal Hallam-shire HosPital）产检（Jessop Wing）部生殖医学和生育力中心主任。

# 绪论

无论你是缘于何故阅读此书，我要告诉你的是只要按照本书的建议一步步地去做，你就可以有希望怀孕。控制自己的饮食、调整夫妻性生活、正确处理生活中的不良情绪，做到这几点，你的生育健康就可控制在自己手中了。

每天我看门诊时会帮助夫妻双方认识到生育是怎么一回事，从生理上、心理上及实践上给他们提出一些建议以期能够帮助他们怀上宝宝。有的患者刚停止服用避孕药，就来咨询这时间怀孕是否会有不良后果，也有的夫妻有生育方面的问题，向我咨询辅助生育方面的问题。

不管他们的情况如何，我在一开始都会把两人的生活看做是一个整体，找到他们生活中哪些改变可以提高他们的妊娠机会。我想让他们知道他们所需要做的其实很简单。人体最大的奥妙之处在于其总是趋向于达到一种平衡。而重建体内的平衡稳态也只需要一些简单的做法，就可以达到目的。

我发现对于大多数忙碌的工薪阶层来说，他们的生活充斥着压力。他们的身体机能在大多数时间都处于警报状态，再加上不健康的饮食习惯，工作时间长以及睡眠少，更严重地影响了他们的生育能力。他们在找到我时都已经筋疲力尽，也难怪他们会怀不上宝宝。他们身体的每个部位都处于备战状态，但是他们从来都没想过他们的生殖健康是否会因此而受影响。

做事情有一个计划会使工作更顺利。我在门诊也经常使用一些健康状态及生活方式问卷调查来帮我发现问题所在。这本书也采用相似的方法，在生活方式、饮食、综合治疗等方面一步步给出建议，并在每一章节后附有一个问卷调查，来帮助你更好地认识自我，并找出改进的方法。在很多以解决生育问题为主的书中，很多人都忽略了讨论心理及情绪对于生育的影响，但这两者其实对生育有着重要的作用。在性生活以及夫妻关系章节中，我强调了交流是重要的——如果夫妻双方不再讨论性生活中的问题，往往是开始出现问题的时候。

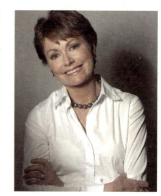

当然，怀孕并不是最终目的，它只是万里长征的第一步。维持妊娠以及在孕期为自己和宝宝提供充足的营养也是个需要认真思考及计划的问题。本书的最后一章将向您讲述如何走出完美的第一步。

Zita West

**首先**，我们来看一下生育能力的一些**基础指标**，并且评估一下可能影响**妊娠**的一些因素。

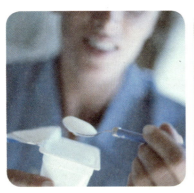
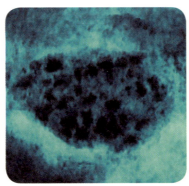
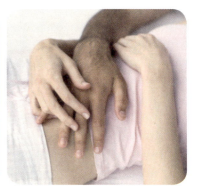

# 第一章
## 孕前准备

# 第一章： 孕前准备

> 在我为计划怀孕的夫妇进行首诊时，我首先会确认他们一些与生育能力相关的情况，比如年龄、健康状况、家族史。本书的第一章也采用同样的办法，帮助你根据自己总体的生育能力评估自己的生育水平，从而实现最大的受孕可能。

## Q 年龄如何影响生育能力？

**对于女性，年龄是决定其生育能力大小的最主要的因素。** 女孩在出生时卵巢内大约有100万个卵细胞，到了青春期，卵细胞只剩下不到一半，而在其整个具有生育能力的时期内卵巢只释放约400个发育成熟的卵细胞。差不多在绝经前的15年内（约从35岁开始），她的卵巢释放卵细胞的数量会进一步减少，而且释放的卵细胞的质量也将进一步降低。在有的时候，甚至可能会出现不排卵的情况。尽管近些年来医学有所发展，但是，仍然无法延迟妇女绝经的年龄，因此，也就无法延迟女性生育能力下降的年龄。

在后面的内容中，我列出了更多关于医学上所谓的"生物钟"以及妇女在育龄期的不同年龄阶段内怀孕几率的信息。同时也解释了男性的年龄对夫妇生育能力的影响。这一点很重要，因为我们现在知道，在不育的夫妇中大约有40%问题在于男方，而年龄又是导致男性不育的主要因素。

我们很容易将年龄对生育的负面影响进行详细的论述，但面对各种研究数据也很容易感到困惑。即使年龄对于你来说也许已经成为影响因素，你也仍然可以对此保持乐观。我经常遇到并且成功地治疗了许多

### 吉塔博士的小提示：

如果你认为你或是你的伴侣存在**生育问题**，马上咨询你的医生。

大于35岁的妇女。需要记住的是：所有夫妇，不管年龄大小，平均的怀孕时间是6个月到一年。同时我也认为，为了使你自己处于最佳的怀孕状态，你还可以做很多方面的努力。比如，生活方式和营养都会对生育产生影响，相关内容我们将会在第五章和第六章中进行详细论述。

但是，如果你的年龄已经超过35岁，并且有计划的同房超过半年而没有怀孕的话，那么你应该考虑进行一些不孕检查，以排除一些潜在的不孕原因。

## Q 我可以检查出我的卵巢储备吗？

**假定妇女在绝经前的一段时间内**已经不具有生育能力，那么，在过去我们面临一个难题就是评估一名妇女还能生育的年限。现在，我们可以通过一种称之为"未来计划"的检验试剂盒，通过流气式计数器来确定。检查的原理是：测量妇女血液中三种激素的水平——抑制素B，AMH（抗苗勒氏因子）和卵泡刺激素（FSH）。具体做法是由医护人员在检查者经期的第2天或第3天采集她的血液样本，然后将试剂盒寄到生产厂家的实验室，并在那里进行分析，最后测出的激素水平将决定卵巢的储备能力。

虽然上述检查具有很重要的临床意义，决定是否应该尽快实施IVF（体外授精）；但同时我们也应知道，卵巢储备能力仅是多种影响妇女生育能力和受孕机会的因素之一。比如，这项检查不会提示你的输卵管不通或者你爱人的精子数量低。但无论检查结果如何，我都建议你寻求专家的帮助，来对你的具体情况进行探讨。

Q 我的体重超重，这将会影响我的受孕机会吗？

我们发现体重明显超重的妇女怀孕相对比较困难。这是因为脂肪细胞释放雌二醇，而它反过来抑制下丘脑释放卵泡刺激素（FSH）。而没有FSH的分泌，将不会引起排卵（详见激素分泌周期章节）。如果你的体重指数（BMI——见此页下）高于30，那么在临床上你将会被认为处于肥胖水平，这将会引起医学上一系列的问题出现，并导致你的生育能力下降。其中最常见的是多囊卵巢综合征（PCOS——见22页），同时，你会面临血糖升高，心脏病和高血压的风险，所有这些都会对你和你的身体造成伤害。

同样，超重也会对男性的生育能力造成影响。男性的腹部及生殖器部位易于囤积脂肪组织，而这会引起局部体温升高进而影响精子的产生。

如果你的体重超重的话，咨询一下你的全科医师或者营养师，有关安全减肥的最佳方法（见第六章）。也许你只需稍微减轻体重就可恢复体内的激素平衡并提高生育能力。

Q 如果我的体重过轻会有影响吗？

我们发现体内脂肪含量相对很低的妇女体内雌二醇的水平下降，而这会导致她的月经周期变得不规律或者闭经。所以，如果你的BMI低于20，那么你需要采取措施来增加体重以恢复体内的激素平衡，如果在这方面你需要帮助的话，你可以咨询一下你的营养师或营养顾问。

此外，在怀孕前养成一个好的饮食习惯也很重要。这是因为一旦你怀孕的话，妊娠的前3个月将是你体内胎儿生长发育的关键时期，胎儿的各种脏器，包括骨骼、心脏和大脑等将在这段时期中形成，所以需要你的身体能够为发育的胎儿提供各种营养。

# 相关链接： BMI和体型

一个妇女的体重可以是导致其不育的重要原因。而确定你的体重是超重还是不足最好的办法是计算你的体重指数(BMI)，它也经常被健康学家用来判断一个人体重的下降是否在一个正常范围内。具体方法是通过一个简单的公式来计算。理想的BMI是在20至25之间，如果超出这个范围，那么

你的体重就可能对你的生育能力造成影响。现在虽然还没有确切而可靠的尺度评价BMI处于何种水平时将会对怀孕产生影响，但是BMI仍然可以作为一个提示你是否存在体重问题的指标。

将你的体重(千克)除以身高的平方，你将会得到你的BMI。下面是一个身高1.7米、体重65千克的妇女BMI的计算：

$1.7 \times 1.7 = 2.89$

$65千克 \div 2.89 = 22.5$

她的BMI是22.5，因此处于正常范围。

## 你的体型是苹果型还是梨型？

我们将过多的脂肪分布在腹部的体型称之为苹果形体型，而分布在臀部和胯部的体型称之为梨形体型，似乎苹果型的妇女其生育能力较梨型的妇女低。引起这种情况的原因现在还未完全清楚，但是一项来自荷兰的研究证实了妇女的体型与其妊娠率有明确关联。

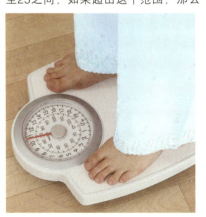

体重是我们用来计算体重指数的，并通过它来提示体重是否会对生育造成影响。

**Q** 你最后一次宫颈刮片检查在什么时候?

**在怀孕之前,规律而可靠的宫颈刮片检查十分重要。**如果检查提示有癌前病变的细胞,而你已经怀孕的话,那么你需要密切观察直到在生产之后接受治疗。英国的国家保健机构每三年对妇女进行一次涂片筛查,但是越来越多的妇女选择每年自费做一次检查。

**Q** 你知道自己对风疹病毒有免疫力吗?

**90%的妇女**因为在童年时期对病毒性风疹(即通常我们所指的德国风疹)发生过免疫应答而获得免疫力。如果你没有的话,你应该考虑现在获得对风疹的免疫力,并且避孕3个月。如果在妊娠早期感染这种病毒,会对你的胎儿产生潜在的严重危害;如果在孕8周内感染,会增加流产的风险;在孕12周内感染,胎儿患有先天性疾病如耳聋、白内障和心脏缺损等的可能性为80%;而在孕13—17周内感染,仍然会面临患耳聋的风险。

不幸的是,最近公众对于MMR(麻疹,腮腺炎,风疹)疫苗的信心下降,这意味着在英国的一些地区进行风疹病毒免疫的儿童比例将会明显下降,这反过来又会增加对麻疹没有免疫力的妇女在怀孕期间从麻疹患儿那里获得感染的机会。所以,在怀孕之前一定要检查你体内麻疹病毒的抗体情况,这只需要通过抽血化验即可。

**Q** 你的母亲是否有早绝经呢?

**早绝经**是指妇女在40岁之前绝经。我们也将此种情况称之为卵巢早衰(POF——见22页),它是一种可以通过遗传获得的疾病。所以如果你的母亲属于这种情况,那么在你准备怀孕时你应该记住这一点。同时,你也应当记住POF患者同正常妇女一样,在绝经前几年内(可能会到10年)就会出现停止排卵。

> **吉塔博士的小提示:**
> 怀孕前应做好的**准备**:明确你体内**风疹病毒抗体**情况并且确定最近的**宫颈刮片**是正常的。

**Q** 你或你的伴侣是否进行过抗癌治疗?

**现在很多癌症患者都可以得到痊愈**,这是值得我们庆幸的。但是如果你或你的伴侣曾患有癌症并进行过盆腹腔的放疗,或同时加用化疗,虽然医务人员竭力避免,但仍然可能会对生育能力造成影响,这种影响对于男性和女性来说是相同的,均取决于药物的剂量和种类,如果想要了解更多相关知识,可以咨询一下这方面的专家。

女性癌症患者如果在30岁之前得到治疗,她怀孕的机会相对来说是最大的,虽然我也曾见过许多超过30岁的患者怀孕的情况。对于男性来说,很有必要进行精液检查,这样可以确定在治疗后精子产生能力是否得到恢复。有时这个恢复过程可能需要4年的时间。

当癌症一旦确诊,就很有必要咨询一下你的专科医生,看是否可以在相关治疗之前获取卵子和精子并将其冰冻。虽然冰冻胚胎技术已经可以实现,并已应用一段时期,但是越来越多的机构现在已经拥有人类卵子和精子的体外授精技术。

**Q** 我有过开腹手术史,这会影响怀孕吗?

**如果你或你的伴侣进行过开腹手术**,而且你对手术是否对生育造成影响存在怀疑的话,咨询你的医生并进行相关检查。更多关于腹部手术史是否会影响精子的产生见第三章。

一些疾病,如阑尾穿孔、子宫内膜异位症(正常位于宫腔内的组织在腹部的其他部位生长——见52页),或者克隆氏病(消化道的非炎性性疾病)需要手术治疗,而手术就可能会影响妇女的生育能力,因为存在术后腹腔内(组织创面)发生粘连的风险。

# Q 你采用何种避孕措施？

过去所采用的避孕方法可能会对妊娠造成影响，你如果怀疑是这方面的原因可以咨询一下你的医师有关进一步检查的相关问题。

**避孕药** 我发现有很多妇女从16岁起就开始服用避孕药，在15年后准备组建家庭时停药，但停药后他们却不知道自己体内的激素水平多久才会恢复正常，这种情况并不少见。通常情况下，医生会建议妇女在停止服用避孕药3个月后再考虑怀孕。但是近期研究显示：这样做根本没有必要，而且实际上妇女在刚刚停药时怀孕的可能性反而会更大，因为在此期间体内有明显的激素波动。而在波动之后，体内的激素水平将需要一段时期（可能会达到18个月）来恢复平衡，所以怀孕的可能也将被推移。如果你不愿使用孕激素（其主要由孕酮合成）而选择复方避孕药时（含雌/孕激素），这种情况会尤其明显。

药物中的孕激素成分可以改变宫颈的分泌物，当你停药时，宫颈分泌物需要恢复到正常水平以创造利于精子通过的环境。综上所述，在停止服用避孕药后无须进行避孕。

**避孕针剂** 这种形式的激素类避孕药物（最常见的是醋酸甲孕酮）的使用方法是：3个月为一周期，肌肉注射。通常情况下，怀孕会在距最后一次注射的12个月之后，因为这种针剂的药效（其中包括改变宫颈黏液的性状）在3个月之后仍然会持续。所以，如果需要的话，你可以使用其他的避孕方法，例如：避孕套，从而保证在最后一次注射之后的较合适的时间内怀孕。

**宫内节育器（IUD）或节育环** 放置IUD的妇女患盆腔炎（PID）的风险较大，而这又会进一步影响她们的生育能力。但是，这种风险的增加和生活方式有很大的关系。所以，如果放置IUD的妇女只和一个性伴侣维持长期性关系的话，她患PID的

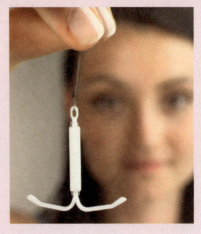

曼月乐环是一种孕激素控释系统。当你准备怀孕时，可以让你的医生将它取出。而你的月经周期会在以后的几个月内恢复正常。

风险将会很小。同时，新型的IUD，如曼月乐宫内孕激素控释系统将会进一步减少PID的发生，因为它可以使宫颈黏液变厚。

**皮下埋植剂** 它主要是将尺寸合适的小杆埋植在皮下，通过其持续释放的孕激素来阻止排卵以达到避孕的目的。此外，和其他的激素类避孕药物一样，它也可以影响宫颈黏液，所以在使用之后，宫颈黏液分泌正常以及体内激素恢复平衡需要一定的时间。

此外，还有其他方式来释放激素避孕药物，如使用宫内节育器（见上）或是口服避孕药（含有雌孕激素）。如果你使用上述其中一种方法，你应该咨询建议你采用避孕方式的专家关于停止避孕后生育能力完全恢复的时间。

**避孕套** 这种方法对未来的生育能力没有影响，但需要注意的是，虽然在使用避孕套时你的性健康可以得到保证，可一旦当你停止使用时，你就需要确定自己没有感染性传播疾病的风险（如衣原体），而这会对生育能力造成影响（见18—19页）。

# 相关链接：生命之钟

目前，英国妇女第一次生育的**平均年龄是29岁**，排除了身体因素改变对其的影响，此数字大于19世纪80年代初的26岁。

从生理角度考虑，妇女最佳的生育年龄在20岁至25岁之间。这段时期的妇女，其生育功能处于最佳，她们的身体已经充分发育成熟并达到高峰。在20岁之前，怀孕对于心理的影响较生理更为明显，而且从30岁起，妇女的生育能力开始出现下降，由最初的下降趋势比较平缓到35岁之后的趋势明显，在40岁之后，妇女的生育能力则已明显降低。

所以，如果你准备怀孕的话，我将让你明确以下两点：第一，怀孕永远不会出现在一个合适的时间。毫无疑问，怀孕后你的生活将会发生变化，但是，你不应该因为自己没有做好充分的准备就认为无法应对这些改变。第二，考虑一下自己想要几个孩子。如果答案大于1个的话，那么你需要计划一下在几次怀孕之间的间隔时间。如果你的年龄已经大于35岁，也许就不能间隔太长的时间。

## 怀孕
### 时间表

- 一项研究表明在年龄大于30岁有生育愿望的妇女在1年内怀孕的比率为75%；
- 到35岁时，上述数字下降为66%；
- 40岁时，比例仅为44%；
- 而到了45岁时，怀孕已经变得很困难。

## 年龄因素与胎儿畸形的风险

**妇女的年龄越大**，她的卵细胞质量就越差，而且在受精后携带异常染色体的可能性就越大。一旦妇女到了30岁，其生育一个先天畸形胎儿的风险就会增加。所谓先天畸形是指出生时即患有某种功能紊乱或者障碍。大多情况下，这是因为特定染色体数目过多或者缺失造成的。当同一染色体有3条，而不是正常的2条时，就会出现3体性。最常见的是唐氏综合征，或21三体综合征，这样的患者有3条21号染色体。

同时，研究显示，如果男女双方的年龄均大于35岁，男性的年龄也会对上述风险产生影响，并增加胎儿患有某些先天性缺陷的几率。而流产最常见的原因也是胎儿的严重缺陷，且出现的几率在大于35岁的妇女中较高。

| 染色体异常的风险 | | | | | | |
|---|---|---|---|---|---|---|
| 母亲生育的年龄 | 30 | 35 | 38 | 42 | 44 | 46 |
| 患有唐氏综合征的风险 | 1:952 | 1:385 | 1:175 | 1:64 | 1:38 | 1:23 |
| 胎儿出生缺陷的风险 | 1:384 | 1:204 | 1:103 | 1:40 | 1:25 | 1:15 |

# 男性因素

**男性生育力**　众所周知，男性的生育能力也随着年龄而下降，虽然下降程度没有女性那么明显。根据一项研究表明：35岁至39岁的妇女与大她5岁的男性怀孕的几率要比和其年龄相同的男性怀孕的几率小10%。这是因为随着男性年龄的增加，精子的体积，结构（无论它们是否健康和完整）和活力（它们到达目的地的能力）也随之下降（见第三章）。

男方的年龄同样也可以导致一些除了生理方面以外的其他问题。比如说，如果你伴侣相对你的年龄大很多，可能他已经建立家庭，那么也许就会在这方面的问题上发生争端；相反，如果你伴侣相对你的年龄小，那么他可能在心理上尚未做好抚养孩子的准备。而上述两种情况，都会使你们之间的关系变得紧张并增加了你怀孕困难。所以无论在什么事情上，如果因为双方的年龄差异产生了争端，那么对这些争端进行讨论十分重要，解决的方式可以通过你和伴侣之间的充分交流或者一起寻求专门的帮助。

## 45岁以上男性精子异常为：

# 16%

45岁以上的男性中有精子异常的比例占到45%，相比之下，在20岁的男性中仅为4%。在与其伴侣怀孕的时间上，45岁以上的男性比30岁的男性要长5倍（32个月：6个月）。

# 科学可以挑战年龄吗？

**大家通常的想法**："如果你不能自然受孕，你总是可以通过IVF实现怀孕的愿望"，其实这种想法是错误的。虽然，我对现在很多医学技术可以帮助那些不育夫妇成为父母的事实拍手称赞，但是，在初孕年龄为30—35岁和35—40岁的妇女中分别只有50%和30%能够通过IVF获得帮助。

# 个案分析

苏珊和杰夫向我咨询的时候年龄都是39岁，并在过去的9个月中一直为怀孕做努力。

**苏珊**：因为我出生于一个大家庭（我有6个兄弟姐妹），所以我一直认为怀孕对我来说很容易。但是在9个月的尝试失败之后，我开始对此感到有些紧张。杰夫和我在饮食上都进行了很大的改变。我们不再吃任何加工食品，并尽可能的多吃一些蔬菜和水果。同时，我们都停止饮酒。虽然，我已经39岁，但是我的身体很健康，而且每周我都会进行3—4次的体育锻炼。

我们决定向吉塔博士进行咨询预约，因为我需要确定与我们的生育能力相关的各个方面是否都正常。她安排了时间并让我们做了一些检查，当结果显示我的FSH激素水平上升不显著，而这可能是绝经期来临的表现时，确实让我们感到很震惊。此外，杰夫的精子数量也低于正常。

我一直都希望能够自然受孕，但是，当吉塔博士解释除了体型和健康外，年龄也会对怀孕造成影响，我意识到我们已经没有原来认为可以继续尝试的时间了。得到建议之后，我们决定求助于辅助生育技术。我知道这并不一定会成功，但是我不想再浪费时间，对过去再感到后悔。

很难确定你有多长的时间可以来尝试自然受孕，但是，在本例中我们都认为最好的办法是直接进行IVF治疗。

# Q 性传播疾病如何影响一对夫妇的**生育计划**?

我经常建议我的病人(男女双方)进行一次性健康的检查,无论是在他们当地医院(就诊泌尿生殖门诊)或是在私人诊所。因为以往未经治疗的性传播疾病(STI)可以是不育的原因之一。道理似乎很简单,但是仍然需要我们注意:如果男性患有某种感染性疾病,这可能会影响他未来的生育能力,例如发展为前列腺炎(前列腺的感染),如果他传染了他的伴侣,那么也有可能对她的生育能力造成影响。相反,女性也是一样。

性传播疾病通常没有症状,这也正是为什么进行检查十分重要,这样一来通过检查我们就可以在疾病还未影响到你怀孕机会之前,尽早地明确诊断并得到治疗。而且,妊娠期间的治疗相比来说更加困难,此外,感染STI可以对胎儿造成影响并导致早产的发生。应用抗生素是治疗STI感染的最常见的一种方法。

**衣原体和淋病** 你也许会认为如果你曾经感染过性传播疾病如衣原体或者淋病,你自己应当会知道,但事实并非如此。例如衣原体,英国最常见的一种性传播疾病,通常是没有症状的,尤其是对于妇女而言。我们认为在性生活较活跃的人群中,有15%—20%的人已经感染了衣原体。而且,在已经感染衣原体但未经过治疗的妇女中,有40%已经发展为盆腔炎症性疾病(PID)。

对于女性,如果感染在早期没有得到治疗,炎症就会播散到输卵管,从而导致输卵管不通,这样就会进一步引起不育或者异位妊娠。对于男性,未治疗的衣原体感染可以对睾丸中的输精管造成损伤从而导致输精管不通而引起不育。

淋病的感染率更高,如与感染者发生没有保护措施的性行为获得感染的机会高达90%,且男性感染的几率是女性的2倍。像衣原体这样的细菌感染通常没有明显症状,但是可以引起阴道分泌物的异味或者腹痛和尿痛。未经治疗的淋病常常会导致盆

## 性传播疾病的症状可能包括如下

- 阴道或阴茎分泌物异常或有臭味
- 腹痛
- 排尿烧灼感
- 流感症状和高热

腔炎症性疾病和输卵管阻塞(见下)。男性表现的症状包括分泌物,腹痛和高热。

**盆腔炎症性疾病(PID)** 这种疾病的发生是性传播的感染(通常是衣原体感染)未经治愈,通过宫颈蔓延至宫腔,输卵管和盆腔。PID常常引起性交痛,但是这种疾病也可以是无症状的,有些妇女并没有意识到自己得病直到她试图要怀孕的时候。对于感染本身通过抗生素治疗可以很容易治愈,但是,如果治疗不及时,它可以导致输卵管的瘢痕甚至是阻塞。如果上述情况成为事实的话,你的生育能力将会受到影响,而且发生异位妊娠的风险也会增加。必要时,输卵管的阻塞需要进行手术治疗来解除。

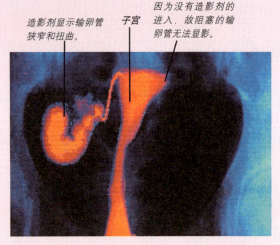

造影剂显示输卵管狭窄和扭曲。　　子宫　　因为没有造影剂的进入,故阻塞的输卵管无法显影。

**诊断PID(盆腔炎症性疾病)** 我们可以通过子宫造影的方法。上图可以看出有一侧的输卵管发生扭曲,另一侧输卵管阻塞。

**疱疹**　这是一种常见的性传播感染，虽然很少有人公开承认自己有过疱疹的感染。单纯疱疹病毒在大多数人体内处于休眠状态，所以感染的患者甚至不知道自己体内携带有病毒；但是疱疹病毒其中的两个亚型：亚型1（HSV1）却可以导致感冒疮；亚型2（HSV2）可以引起生殖器疱疹。如果你感染的是HSV2，那么疾病的原发症状会比较严重，会产生流感样症状，生殖器周围烧灼感，腿痛，生殖器的溃疡和水疱而引起发痒和不适。感染的患者在溃疡结痂之后的五天内都具有传染性，且结痂的过程需要1周的时间。一旦你曾经有过感染，那么在你免疫力低下时：比如生病，劳累或处于压力之下时，就可能会继发引起疱疹的复发。同时我们发现：在女性月经期中激素水平发生改变时也可以引起疾病的发作。如果你的疱疹症状反复发作，你就会在性生活中采取保护措施，而这也会减少你怀孕的机会。但就其他方面而言，疱疹不会使你的生育能力受到影响。

**滴虫**　这种性传播感染由阴道毛滴虫引起，并不导致PID的发生。但是，它也会引起阴道和尿道的瘙痒（而且，对于男性还可引起尿痛），它可以使宫颈黏液的成分发生改变，使得精子穿透更加困难。最终结果可能会使生育能力受到影响。

**细菌性阴道病：支原体病，溶脲酶原体病，加德纳菌病**　这些细菌感染分别是由显微镜下的微生物—支原体，解脲支原体和阴道加德纳菌引起的，可以在男性和女性的泌尿生殖道内发现。正常情况下，它们均不致病。虽然不是性传播疾病，但是在某种情况下病菌也可以进行繁殖并通过一方传染给另一方。这些微生物的感染，虽然在临床上往往没有任何症状，但却发现在存在生育问题的夫妇中占到很大的比重，他们可能同时合并有其他STI感染。虽然，细菌性阴道病不会导致妇女的盆腔炎症性疾病，但是通常认为它可以增加流产的风险，而且，男性患有支原体感染会使畸形精子的数量增加。但是，因为这些细菌感染的检查不属于英国健康保险机构的常规检查项目，所以如果你已经试图怀孕一段时间而没有成功或者近期

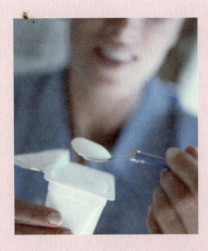

食用"活性"天然奶制品可以重建肠道菌群的平衡，从而有助于念珠菌病的治疗。

曾经发生过流产，你可以考虑付费进行此方面的检查。虽然感染易于复发，但是通过短疗程的抗生素治疗通常就可以在短期内清除细菌。

**念珠菌病**　念珠菌病虽然不是一种性传播疾病，但却是引起阴道分泌物异常的一种常见疾病，也称之为真菌性阴道炎。如果你发现阴道分泌物有臭味，或者让你感觉瘙痒不适，咨询你的医生，因为你可能患有真菌病而这可能会使你受孕变得相对困难。真菌性阴道炎（有时也认为是酵母菌感染）是由存在于体内的酵母菌和念珠菌发生增殖引起的。如果对疾病不进行治疗，它通常可以影响你的健康情况，让你感到非常疲倦，精力下降并损害机体对必需营养物质的吸收。念珠菌仅在高糖的情况下生长，所以治疗疾病和预防复发的最简单的一种方法就是健康的饮食并尽可能地减少精制糖的摄入（也可以使用抗真菌的药膏或栓剂）。摄入含有活性嗜酸乳酸杆菌的天然酸奶制品同样可以帮助肠道菌群平衡的恢复。

**Q** 哪些临床疾病可以影响生育？

现在我们更加清楚地意识到许多妇女存在妊娠或流产的问题是因为一些自身免疫功能的失调，例如：类风湿性关节炎，某种甲状腺疾病或狼疮。这些疾病都可以认为是"无法解释的不育"的致病因素，这种不育通常没有明确病因，而且有复发性的流产——连续3次或以上的流产。接下来的3个问题和答案会给大家更多关于这方面的信息。

**Q** 我发现患有甲功低下，这会对我怀孕造成影响吗？

甲状腺，位于颈部下方的中间，甲状软骨的下面，它产生一些机体调节生理及代谢功能所必需的激素，其中一些也具有调节生殖的功能。5%的妇女患有甲状腺疾病，其中一半的患者为甲状腺功能不足（甲低），另一半则患有甲状腺功能过强（甲亢）。

甲亢对生育的影响相对较大，而且可能会导致不排卵（无卵细胞释放），黄体功能不足（见38页），和高泌乳素血症（泌乳素水平过高）。导致上述情况出现可能是因为甲状腺无法产生足够的甲状腺素，或者机体虽然通过负反馈调节产生了足够的甲状腺素但却不能发挥作用，又或者是机体对激素没有正常的反应。甲亢同样也可以是因为机体自

身免疫因素所导致，如产生了针对自身组织（在这里指甲状腺）的抗体并对自身组织进行攻击，这样就会影响甲状腺产生激素的功能，从而对妇女的怀孕起到负面的影响，而且一旦怀孕的话也会增加流产的风险。

甲状腺功能紊乱通常可以通过简单的血液化验就可以诊断，治疗往往是直接给予药物治疗。当你准备怀孕或者已经怀孕时，你的医生将建议你规律、定量地服用药物。补充疗法不会改变由甲状腺功能障碍引起的激素失衡，所以不能替代传统的药物治疗。但是饮食和生活方式的改变有助于消除甲状腺功能不足所造成的影响（见第六章）。

如果没有明确诊断或者未进行治疗，无论是甲功亢进还是不足均会增加流产的风险，同时也会影响生育能力。

**Q** 我患有狼疮。这种疾病对我的妊娠计划有什么影响？

狼疮或者是系统性红斑狼疮（SLE），是一种自身免疫性疾病，它可以引起机体不同组织的非炎症性损伤，可以导致疼痛，关节肿胀和皮疹等症状。对于狼疮的治疗通常采用皮质类固醇类药物，所以进行孕前咨询和计划十分重要。理想的怀孕状态是，你在怀孕之前没有临床症状，而且已经停药6个月以上。

患有狼疮的妇女面临较高的流产风险，尤其是那些检查出抗磷脂抗体（APAs）阳性或者抗核抗体（ANAs）阳性的患者。幸运的是，目前在正确的诊断下，即使那些认为是高危妊娠的孕妇中，绝大部分人都可以孕期平顺直至分娩结束。但是在妊娠期间给予定期监护和充足营养十分重要，因为狼疮患者更容易发展为高血压，糖尿病和肾病综合征。

一些妇女在妊娠期间或者分娩之后可能会有轻度到中度的狼疮复发，所以妊娠期间给予专业的监护尤其重要，这样就可以早期发现一些并发症的出现并给予及时处理。

---

## 甲状腺疾病的症状

甲状腺疾病在临床上的症状有多种，而且很容易与其他紊乱相混淆。

| 甲低 | 甲亢 |
| --- | --- |
| 极度疲劳 | 体重下降 |
| 畏寒 | 燥热 |
| 体重上升或下降 | 大汗 |
| 食欲极差 | 月经周期异常 |
| 毛发皮肤干燥 | 关节疼痛 |
| 月经周期异常 | 手颤 |

# Q 类风湿关节炎对生育或怀孕有影响吗？

**类风湿性关节炎（RA）**，是另外的一种自身免疫性疾病。它对妊娠的影响在于产生的自身抗体例如抗磷脂抗体（APAs）有时会损害自身组织，因此增加了流产的风险。RA的发病率是1/1500，和其他自身免疫性疾病一样，很多患者在妊娠期间病情有所好转，虽然产后几个月内病情会有所复发。专家将会决定妊娠期间RA的治疗使用何种药物比较安全。

# Q 糖尿病会降低生育能力吗？

**1型糖尿病**是指机体完全不能产生胰岛素，多在40岁之前发病。2型糖尿病是指体内可以产生胰岛素，但是产生的数量不足或者机体对胰岛素没有反应，它常常与超重有关，且40岁以上的人群易于发病。无论你患的是1型还是2型糖尿病，无论你是否有胰岛素依赖，只要你的病情控制很好，那么糖尿病就不会对你的生育能力造成影响。但是，如果病情控制不好，血糖经常处于较高水平的话，就会对你的排卵造成影响，进而使怀孕变得更加困难。

患有糖尿病的妇女发生妊娠期并发症、流产以及胎儿严重先天畸形（如心脏和神经管缺失）风险大大增加。因此，控制血糖水平十分重要，对此可以通过

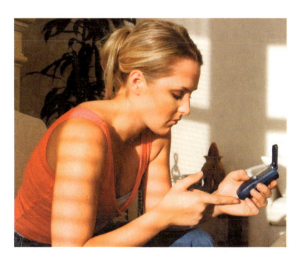

**大多数情况下**，糖尿病可以得到很好的控制，而且不会对妇女的生育能力起到决定性影响。

合理饮食并补充某些营养物质如叶酸来实现（见第六章）。咨询你的医师来确定你是否已经采取了各种措施来控制病情。

对于男性而言，我们认为糖尿病不会对精子的产生造成影响，但是，在病程较长（10年或以上）的患者中有高达25%的人患有勃起功能障碍（见72页）。

# Q 我觉得我可能有贫血，这会影响我怀孕的机会吗？

**你身体的每个细胞**都需要充足的氧气供应，而这些都是靠红细胞内的血红蛋白对氧气进行运输来实现的。当体内的红细胞缺乏时就会产生贫血。贫血最常见的原因是铁的缺乏，因为铁是产生血红蛋白所必需的物质。其他类型的贫血还包括叶酸缺乏性贫血，恶性贫血（也称维生素B12缺乏症）。

如果你患有贫血，那么怀孕对于你而言会更加困难。因为对于你而言，机体内重要脏器的足够氧气供应已经需要身体通过超负荷工作来实现，那么生殖器官的氧气供应就更加困难了。所以，如果你患有贫血的话，发生月经失调的可能性相对正常人较大，此外，贫血也会干扰排卵的发生。

贫血的症状包括经量较多、持续乏力、呼吸急促、面色苍白、眩晕和反复的感染。如果你出现这些症状，你应该去咨询你的医生，并进行简单的血液检查来分析你的血色素水平。对于健康的妇女而言，血色素应该达到11至15之间。

医生常常会让我们补充些铁剂，但是在服药6周之后血液中的铁含量才会达到正常水平。摄入含铁丰富的食品，例如鸡蛋、鱼、家禽、绿叶蔬菜和肝脏也会有所帮助。富含维生素B12的食物包括羊肉、沙丁鱼和鲑鱼。叶酸含量丰富的食品有颜色较深的绿叶蔬菜、鲑鱼、酪梨、全麦谷物和豆类。维生素C可以促进铁的吸收，然而乳制品丰富的食物却限制了铁的吸收。

有吸收不良问题，如一些腹腔疾病或者经量较多的妇女更容易发生贫血，此外还有那些经常节食的人和素食主义者。

# Q 导致女性不育最常见的医学上的原因有哪些？

当女性体内的生殖系统出现问题时，可以使受孕变得相对困难。

**多囊卵巢综合征（PCOS）** 当卵巢表面有很多小卵泡发育时会发生这种疾病。而且由于复杂的激素失衡，这些卵泡中包含的卵细胞并没有发育成熟，结果导致排卵受到影响，生育能力也会明显受损。在西方国家，PCOS对5%—10%的妇女造成了影响。

临床表现有皮肤油腻，月经不调和稀发，颜面体毛茂盛，体重增加（而且很难减轻），妊娠困难和反复流产。如果你的母亲或姐妹患有PCOS，你也许在基因上有这种疾病的遗传倾向。同样，那些超重的妇女患病的风险也较大。

如果你患有PCOS，你也许要进行激素治疗以重建体内的激素平衡从而促进排卵。但是，如果你的体重超重，你会发现仅仅通过减轻体重你就可以明显地改善病情。即使体重下降10%就可以使体内的激素达到平衡，并足以恢复你的生育能力。所以我们应该制订一个逐步降低体重的计划，包括达到低GI（血糖指数，其中包括多种复杂的碳水化合物）（见第六章）。以上所有措施将会使你的血糖保持在适当的水平，而当你的血糖降低，你体内的胰岛素含量就会处于正常水平。此外其他一些缓解压力的辅助治疗，例如瑜伽，放松技巧，针灸均可能对提高生育能力起到帮助（见第8章）。

**子宫内膜异位症** 这是一种非常复杂的临床疾病，发生在子宫内膜组织从宫腔内"转移"到盆腔的其他部位（如卵巢，输卵管或膀胱）的情况下。异位的内膜组织在经期时由于激素的波动而发生出血，最终形成组织的瘢痕和粘连。子宫内膜异位症是引起不孕的最主要的原因。

此病的临床表现包括严重的痛经，长期经量较多（包括血块）和性交疼痛。另外，如果你的直系亲属中有人患有这种疾病也会增加你患病的可能。

如果你患有轻度的子宫内膜异位症，则还有自然怀孕的可能，但是，如果你患有中度或重度的子宫内膜异位症，你可能就需要接受某种方式的临床治疗（包括手术）来提高你的妊娠机会。此外，改变饮食方式同样可以缓解你的临床症状并降低疾病的严重程度（见

卵巢　　卵巢表面的囊性卵泡

子宫内膜异位症结节

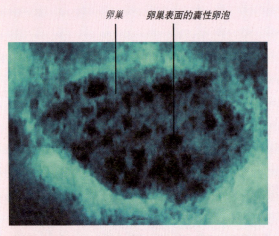

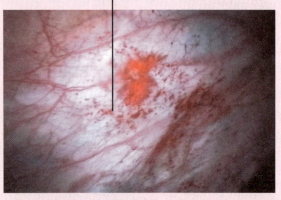

**这种超声波扫描**可以提示多囊卵巢综合征（PCOS），卵巢表面形成了多个卵泡（黑色区域）。

**在腹腔中发现子宫内膜异位症结节**就可以确诊子宫内膜异位症，而此病是导致不孕的主要原因。

第六章）。某些的辅助治疗包括针灸可能也会有所帮助（见134—135页）。

**平滑肌瘤** 这些良性的肿瘤位于宫腔内或者子宫外，在临床上十分常见（在35岁到55岁的妇女中发病率可以达到20%—50%），而且在大多数情况下不会对妇女的妊娠几率造成影响。通常情况下，子宫肌瘤没有任何症状，虽然有些妇女可能出现疼痛，月经过多或是月经不规律和痛经。

如果子宫肌瘤位于子宫外面，就可能阻碍输卵管在卵巢排卵之后的拾卵作用，从而对生育造成影响。如果肌瘤位于子宫肌壁间，它们可能干扰胚胎在子宫内的植入。较大的肌瘤（直径4—5厘米）可以导致妊娠晚期出现某些异常情况。

平滑肌瘤可以通过常规方法（包括手术）进行治疗，但因为肌瘤具有雌二醇敏感性，所以，低脂和高纤维的饮食同样可以起到辅助作用。（因为脂肪细胞刺激雌二醇的产生，所以减少脂肪摄入将会降低你体内的激素水平）。针灸和反射疗法同样有效（见第6和第8章）。

**平滑肌瘤**

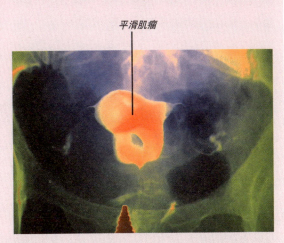

这个X光片是女性的子宫X光片检查，对X线不透光的物质显示为强光区，从中可以看出，肌壁间生长的子宫肌瘤。

**Q** 以前曾经有过终止妊娠（流产），这会对怀孕造成影响吗？

**终止妊娠** 无论是由于什么原因，你都不应该轻易地做出这样的决定。目前，这种操作一般来说都是安全的，仅发现有0.5%的妇女在人流术后出现继发不育，而且不育的原因往往是术中或术后的感染。在很多情况下，妊娠的终止对妇女的生育能力并没有器质性的影响而且并不增加其发生流产的几率。

但根据我的经验，对于一些妇女来说，一次人流的经历可以使其遗留心理阴影，有时这需要很长的时间才能恢复（有时其本身可能并没有意识到）并且可以对她此后的生育造成影响。我常常遇到一些在年轻时曾经有过流产经历的妇女，她们都认为自己承受着流产之后的心理上的反应。但当我们进行更加深入地讨论时，她们意识到：实际上她们流产的决定并非出于自愿，而这会妨碍她们下一次的怀孕。此外，如果放弃的胎儿是目前伴侣的，将会使得妇女更加难以接受。一旦妇女意识到这一点，她们通常能够打消这种想法并开始下次的妊娠。

**Q** 我曾经进行过人工流产，这会减少我怀孕的可能吗？

**D&C（扩张术和刮除术）** 是这样的一种操作，其过程是将宫颈扩张（使其变宽）并从宫腔内刮出样本进行分析。证据显示：除非你很不幸在术后合并感染或者Asherman综合征（宫腔组织粘连），这些情况的出现可能会导致输卵管的损伤，而手术操作本身并不会对你的生育造成影响。

**吉塔博士的小提示**
临床上许多导致**不育**的原因都可以很容易诊断并得到**有效治疗**。

# Q 你是否正在定期地服用某种药物？

**以下我列出**的是一些很常见的药物，并描述了每种药物如何影响你的生育。对于男性，某些药物和疾病会影响精子的数量或者导致勃起障碍，而这会在第3章中进行探讨。下面的表不能全面涵盖针对你可能患有的疾病所使用的每一种药物对生育方面的影响，以及在妊娠期间使用这种药物是否安全。

毫无疑问，假如你患有某一特定或慢性疾病，你需要按照医生的处方上所开的药物进行治疗。但是，对你来说，清楚药物对生育是否有副作用十分重要。如果你或是你的伴侣患有某种已知的疾病（可能需要药物治疗），你应该向你的医师或者专家探讨一下疾病本身以及治疗疾病所服用的药物是否对生育存在有潜在的影响。

此外，任何疾病或是药物均会对宫颈的分泌物造成影响（见40页），如果你清楚这一点的话就可以预知可能出现的变化，并且留意这些变化的任何异常改变。

我所列出的全部信息在以下两个表格中：第一个表格列出了一些最常见的疾病和非处方类药物以及它们对生育的影响；第二个表格列出了一些处方药物。同时，我还在两个表中列出了我们所知的药物对营养的有害影响，这样在你清楚了药物与营养物质之间的反应后，你就可以调整你的饮食（见第六章）。

## 非处方药物

| 药物 | 疗效 | 对生育或营养的影响 |
| --- | --- | --- |
| 布洛芬 | 缓解一般的疼痛，包括痛经，背痛及头痛 | 布洛芬是一种非甾体类抗炎药物（NSAID），可以影响排卵和胚胎种植，也可能会增加流产的几率。 |
| 阿司匹林 | 缓解一般的疼痛，包括痛经，背痛及头痛 | 同样是一种NSAID，阿司匹林（具有血液稀释作用）可能通过影响胚胎植入而降低生育能力，虽然在医师的监督下服用小剂量的阿司匹林可以帮助兼有血液病的妇女提高胚胎成功植入的几率。 |
| 对乙酰氨基酚 | 缓解一般的疼痛，包括痛经，背痛及头痛 | 对乙酰氨基酚不具有抗炎的特性，而且对生育的影响未知。 |
| 抗组胺药，如百利通（Piriton）和Sudafed（含麻黄碱的感冒药） | 消化不良 | 这些药物可以使减少宫颈分泌物的量，并使其变得干燥和黏稠，也可能会影响胚胎植入。 |
| 抗酸剂如盖胃平颗粒（Gaviscon） | 过敏，咳嗽，感冒 | 取决于摄入的剂量，这些药物可以影响铁剂的吸收，并因此而引起贫血，从而对生育产生不良影响（见21页）。 |
| 缓泻剂 | 便秘 | 对营养的影响：可以阻碍钙的吸收，而钙在正常卵细胞和精子的产生过程中是必需的。 |

| 处方药 | | |
|---|---|---|
| **药物** | **疗效** | **对生育或营养的作用** |
| 异维A酸 | 痤疮 | 如果你正在服用这种药物的话，你很有必要咨询你的医生，因为这种药物可以减少宫颈分泌物的量并使其变得干燥，还可能增加新生儿缺陷的发生风险。 |
| 吸入支气管扩张剂如柳丁氨醇 | 哮喘 | 这类药物可以用来缓解症状且总体来说是安全的，但在使用前也应向你的医生进行咨询。 |
| 片剂形式的激素类药物（如考的松和强的松龙） | 类风湿关节炎，狼疮严重的呼吸系统或皮肤疾病 | 长期使用类固醇类药物可以导致一些问题，因为它们可以导致排卵延退，这样可以引起不规则月经出血，但是一些生殖中心也使用类固醇类药物，它的短期使用为辅助生殖（试管受精）提供基础。 |
| 抗生素类包括青霉素类、氨苄西林、四环素类、红霉素 | 细菌感染 | 咨询你的医师：某种抗生素在孕早期服用是否安全。 |
| 抗抑郁药：选择性5-羟色胺再摄取抑制剂（SSRIs）例如百忧解 | 抑郁与焦虑 | 这些药物会降低性欲，引起月经周期或排卵不规律，并且使宫颈分泌物变干或减少。与你的医生或专家探讨有关这类药的任何风险或者所承担的风险。 |
| 抗痉挛药物（如阿托品，颠茄制剂双环胺，普鲁本辛） | 癫痫 | 这些可以减少宫颈分泌物和导致分泌物粘稠。营养方面的影响：这类药物可以导致叶酸缺乏症，因此所有有生育计划的妇女均应补充叶酸（见105页）。你也应该咨询你的家庭医师，在服用常规建议的叶酸补充剂量外是否需增加剂量。 |
| 抗疟疾药物如甲氟喹，阿托伐醌和Malarone（氯胍以及四环素类） | 疟疾 | 向专家咨询所有的抗疟疾药物，同时你也可能需要增加叶酸的服用剂量。 |
| 甲氟喋呤 | 类风湿性关节炎 | 可能导致出生缺陷<br>营养方面的影响：这类药物可以导致叶酸缺乏症，所以在怀孕之前就应该补充叶酸。 |

# Q 你是否曾经有过流产？

流产——孕24周之前的妊娠的终止称为流产，这是一个常见的问题。流产的发生率率15%，而98%的流产发生在孕12周内并且由偶然的因素引起。一次流产后，成功的妊娠率仍有80%，这和没有流产史的妇女相比没有明显的下降。

这就是说，流产率确实随着年龄的增加发生明显增加，而且如果你的年龄超过35岁，第一次怀孕流产的话，那么你应该去医生那里检查一下（通常情况下，医生只在你第三次流产之后建议你进行相关检查）。这样，你就可以排除潜在的引起流产的原因，例如：自身免疫问题或是由于手术或感染引起的粘连（瘢痕组织）。

同时，流产也常常带来精神上的伤害。你也许需要寻求专家的帮助和咨询来帮助你克服流产对心理的负面影响并再次怀孕。健康的饮食和生活方式，再加上辅助治疗，如针灸，放松疗法和瑜伽将会使你为下次怀孕做好最佳的身心准备（见第6和第8页）。

仅有1%的夫妇是复发性流产，它定义为发生连续3次或3次以上流产。如果你很不幸属于这种情况的话，你最好去医院治疗此病的专门科室，按照专家的安排进行治疗，在那里，将会有经验丰富的医务人员对你进行必要的检查以确定你是否存在这方面的问题，并得到医护人员悉心的呵护。研究发现，即使未能明确复发流产的原因，而仅通过专业人士的关心和护理，就可以明显提高成功妊娠结果的几率。

# Q 你是否有过异位妊娠？

大约在200次妊娠中就有1次是异位妊娠，异位妊娠是指胚胎在宫腔外的其他部位进行生长和发育。大多数情况下，胚胎种植在输卵管中。初起时，妇女会有怀孕的反应，而且妊娠试验结果阳性，但是也有很多病人并没有意识到自己已经怀孕直到出现异位妊娠的临床表现。它的症状包括下腹部的疼痛，往往很强烈，而且可能在阴道出血之后很快就会出现。异位妊娠可以引起输卵管的损伤，这是因为不断生长的受精卵会将输卵管拉长并导致

## 异位妊娠风险增加的因素

- 如果你有过腹部手术史，尤其是卵巢或输卵管的手术史
- 如果你进行过IVF治疗
- 如果你的年龄在35岁到40岁之间
- 如果你既往有过盆腔
- 感染如衣原体感染
- 如果你曾经有过宫外孕史（一项研究表明发生第二次宫外孕的机会高达50%—80%）

最终发生的破裂。而输卵管的这种损伤也许是无法恢复的。

异位妊娠的治疗常常需要进行开腹手术，但是，现在很多医院已经可以开展腹腔镜手术（这项技术是将顶端带有摄像头的精细的管子通过腹部很小的切口插入腹腔完成手术操作，它可以代替创伤相对较大的开腹手术）来清除妊娠组织。此外，我们还需要进行进一步的检查以确认受损的输卵管是否还有足够的功能。对于一些早期发现的异位妊娠，可以采用非手术的方法进行治疗——注射甲氨喋呤，以引起妊娠组织的重吸收。

如果，在宫外孕治疗之后，如果你体内一条输卵管的损伤是不可修复的，那么你自然妊娠的机会就会

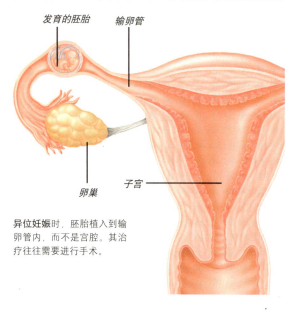

发育的胚胎　　输卵管

卵巢　　子宫

**异位妊娠**时，胚胎植入到输卵管内，而不是宫腔。其治疗往往需要进行手术。

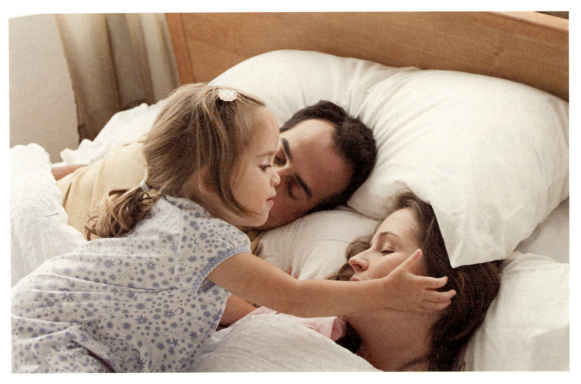

"继发不育"的原因可能仅仅因为他们的第一个孩子或者刚刚学会走路的小孩常常和他们同睡而引起。

减少。但是，假如另外的一条输卵管是健康的，且活动良好，它可以从另一侧卵巢（与输卵管阻塞的那侧相反）拾取卵细胞。所以，虽然再次发生宫外孕的风险增加了，但是，通过早期的监护和扫描，可以确保曾有过宫外孕的妇女再次怀孕时可以有一个好的妊娠结果。

## Q 如果夫妇已经有孩子了，他们可能存在生育问题吗？

**无论一对夫妇有几个孩子**，有时都可能会存在生育问题，这也就是通常我们所说的"继发不育"。通常，这都是在他们的孩子出生之后出现了新的影响因素，使得再次怀孕变得困难。也许是由于年龄因素或是夫妇两人有了新的伴侣，而孩子是和过去的伴侣所生，又或者是经济上担忧引起情绪紧张从而减少了受孕机会。甚至有时原因可以很简单，仅仅因为孩子年龄较小而同父母一起睡，使得夫妇性生活的频率减少所致。

或者，也可能因为夫妇中的一方患有影响生育能力的疾病，如甲状腺功能低下，或者是既往造成的产道损伤带来的影响。继发不育可以是上述或其他多种因素引起（第三章男性不育中也会见到）。

任何原因导致的不育都会使人感到心烦和沮丧，继发不育也不例外。夫妇双方常常处于困惑之中，不清楚为什么他们会发生不育的问题，而且，感到他们的生育计划受到了阻挠。此外，他们并没有从周围的朋友和家庭成员中得到应有的同情。

即使你已经有了一个甚至更多的孩子，你同样也应该进行不育方面的检查并且和你的伴侣一起改变饮食习惯和生活方式，上述所有这些都可以增加你怀孕的机会。

# 问卷调查：健康检查

你需要和你的伴侣一起回答这些问题，以确定你们夫妇**生育方面的基本情况**。这也是决定你需要采取何种**措施**以实现怀孕计划的**首要步骤**。

**1** 你的年龄是否大于35岁或你的伴侣（男性）年龄是否大于45岁？

**是** ☐ **否** ☐

年龄是男性和女性生育能力大小的主要决定因素。

**2** 你是否试图怀孕超过1年以上？

**是** ☐ **否** ☐

无论你的年龄大小，不要等待太长时间才来就诊。如果你问题1的回答是1，有频繁的性生活6个月以上而没有怀孕的话，你应该现在就及时就诊。

**3** 你的体重是否不足或者超重？

**是** ☐ **否** ☐

BMI低于20或者超过25可以影响你怀孕的几率。在第13页和第六章可以知道如何确定体重不是你生育问题的影响因素之一。

**4** 你最近是否避孕：如口服避孕药，上环，皮下注射或皮埋避孕药物？

**是** ☐ **否** ☐

这些避孕的方法可以影响你的宫颈分泌物和体内的激素平衡（见第15页）。

**5** 你最近的宫颈涂片检查是否在3年之前？

**是** ☐ **否** ☐

也许在你上次检查之后发生了细胞的改变，而这需要在你怀孕之前进行治疗。所以需要确定你现在一切正常。

**6** 你或者你的伴侣是否曾感染过性传播疾病？

**是** ☐ **否** ☐

这些疾病可以影响生育能力，尤其是没有对其进行治疗。见18—19页。

**7** 你是否曾经患有或者目前发现有子宫肌瘤，盆腔炎症性疾病，多囊卵巢综合征或是子宫内膜异位症？

**是** ☐ **否** ☐

这些疾病都是不育的常见病因，所以你可以在22—23页中对照这些疾病的临床表现，并咨询你的医生。

**8** 你是否患有甲状腺疾病，狼疮，贫血或者类风湿性关节炎？

**是** ☐ **否** ☐

这些疾病可以影响怀孕的几率，和/或增加流产的风险。你可以在20—21页中对照这些疾病的临床表现。

**9** 你是否长期服用药物治疗某种疾病，而且疾病是否可能对生育有影响？

**是** ☐ **否** ☐

和你的医师谈谈，疾病或者药物是否会影响生育几率。

**10** 你是否正在定期服用非处方类药物，例如布洛芬或者抗组胺类药物？

**是** ☐ **否** ☐

有些药物对生育有影响，看看24页的表格，如果需要的话，咨询一下你的医生。

**11** 你正在服用处方药吗？

**是** □ **否** □

你不需要停药，但是需要和你的医生讨论一下你的怀孕计划，看是否需要调整一下你的治疗方案。

**12** 你或你的伴侣是否进行过化疗或者接受过腹部的放疗？

**是** □ **否** □

咨询一下专业人士，确定你的生育能力是否已经受损。

**13** 你或你的伴侣是否患有糖尿病，并且病情较难控制？

**是** □ **否** □

糖尿病患者，如果血糖控制较好就不会影响生育，而较高的血糖则会产生影响。

**14** 你的母亲是早绝经吗？

**是** □ **否** □

这种情况常常会遗传，所以当你在制订妊娠计划时要注意这一点。

**15** 你是否有开腹手术史？

**是** □ **否** □

瘢痕组织可以导致腹腔的粘连并因此而影响生育。

**16** 你是否有过超过3次的流产史？
**是** □ **否** □

除非你有过连续3次以上的流产，否则，偶尔的一次流产不能说明你的生育能力降低。

**17** 你是否有过宫外孕？

**是** □ **否** □

你也许需要进行一些检查以确定你的输卵管是否受到损伤。而且你再次宫外孕的风险会相对增加。

## 你的分数

**0分** 如果你没有选"是"的答案，那么你不用过分担心你可能会有医学上不育的原因。

**1—4分** 我们可以确信你没有生育方面的问题，但是如果你"是"的答案再多一个或以上的话，毫无疑问就会影响你的怀孕机会，所以一定要重视每一次可能怀孕的机会。此外，如果你的年龄大于35岁，而且已经试图怀孕1年以上，（无论性生活的次数），那就需要咨询专家意见，以明确你是否存在问题。

**5—9分** 这个分数段说明你的生育能力可能受到某些因素的影响。和你的医师探讨一下并预约咨询一位生育方面的专家。

**10—14分** 你可能已经意识到你的身体健康已经影响了你的生育能力。那么，尽快寻求医学上的帮助，并且按照书上的建议改变饮食和生活方式。

**15—17分** 很明显，在怀孕问题上，你需要帮助。也许，你已经寻求过专家的帮助来提高你怀孕的机会。千万不要绝望！同时，你也应该改变饮食和生活方式，这可以对你的生育能力带来确切的改变。

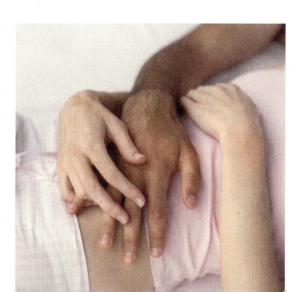

对**女性生殖系统**的生理机制进行了解，足以解决一些貌似**生育能力**的问题。

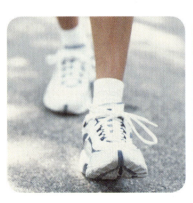
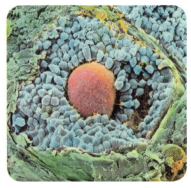
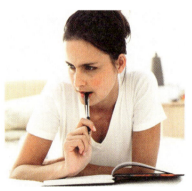

# 第二章
## 女性的生理基础

# 第二章：女性的生理基础

" 本章内容**仅仅着眼于女性**，包含了所有关于女性生育能力的重要信息，因此，你可以从中得到尽可能多的你想要了解的事实。其中包括：在**月经周期**中你的身体**出现哪些变化**，认识到何时你**怀孕的可能性最大**，以及理解**年龄如何影响**生育能力。"

## Q "正常"月经周期的含义？

**月经周期开始于**月经的第一天，持续到下次月经开始的前一天结束。在每个月卵巢都会释放一个成熟的卵细胞（排卵），通常会在月经周期的中期，第14天左右发生（见36—37页）。通常我们用28天作为月经周期的平均天数，但实际上因为存在有个体差异，月经周期的长短可以有很大的不同。如果你的月经周期在23天至35天内，月经规律，周期之间的长短没有超过7天的变化，那么就可以认为是正常的。大多数妇女的经期持续3—5天，但只要月经能够隔相同时间（或差不多间隔相同时间）规律来潮，那么月经周期的具体天数并不重要。

## Q 月经不规律是否提示有生育方面的问题？

**月经不规律** 如果月经周期之间长短的变化超过7天以上，我们就认为是月经不规律。月经不规律或者是经量很少（仅有1—2天很少的出血或者点滴状出血）可以提示你体内的激素水平失衡。

如果你的月经周期超过35天以上，或者每年只有4—9次月经，又或者出现月经来潮不规律和难以预测，那么你正处于一种紊乱的状态，我们称之为月经稀发。这并不一定意味着你不能怀孕，但却可以导致我们无法通过常用的方法来预测你怀孕的最佳时间（见39页）。另外还有一些其他的方法，包括使用预测排卵的试剂盒，但这些方法并不一定适合于所有妇女。有一种可以预测排卵的方法是通过定期对卵巢进行超声扫描，监测卵泡的情况，从而判断什么时候即将要发生排卵。

月经稀发也常常因为一些生活方式的因素所导致，其中包括：

- 压力
- 营养不良
- 运动过度
- 体重
- 经常旅行

减少压力，保持健康但不要运动过度，均衡饮食以为机体提供各种所需的营养（见第五章和第六章），所有这些将会使你的身体处于最佳的状态，包括激素水平的平衡。所以，如果你有月经不规律，生活方式的改变应该作为治疗的首要的一个方面。同时，你也应该咨询你的医生，以确定是否有其他的一些疾病如多囊卵巢综合征（见22页）或是甲状腺疾病（见20页），是导致你月经稀发的主要原因。

## Q 我的月经很规律，但月经周期少于21天，这会不会有问题呢？

**月经周期过短**可以造成一些影响。在一些情况下，排卵可以在早期的时候发生（如7天左右），这样在释放之前，卵细胞就没有足够的时间发育成熟。另外一些妇女可能会出现排卵期至下次经期（即黄体期）的间隔缩短。如果这一时期短于10天，那么受精卵就没有足够的时间进行植入。如果你的月经周期过密，你应该同你的医师或者生育方面的专家讨论这个问题。

# 相关链接：**女性生殖器解剖**

女性生殖系统的内生殖器均位于腹部的下1/3。卵巢储存和释放卵细胞，然后卵细胞通过输卵管到达子宫。阴道是连接子宫与体外的通道。生殖器官外露的部分统称为外阴，它由对性刺激敏感的阴蒂以及阴唇所组成。阴唇是包绕阴蒂，以及覆盖在阴道口和尿道口外面的皮肤皱褶，它可以起到保护作用。

## 奇妙的事实

- 输卵管的宽度接近于人类的头发；
- 在怀孕期间，子宫的重量由50g（2盎司）增长到1kg（40盎司）。

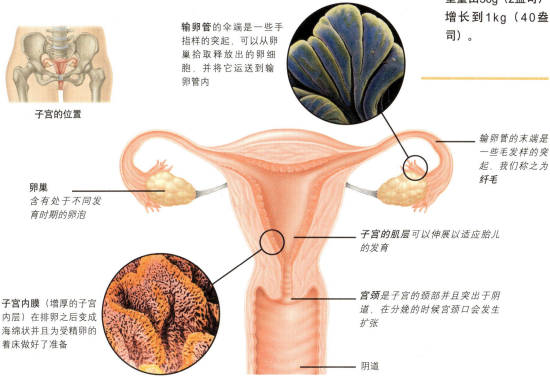

子宫的位置

**输卵管**的伞端是一些手指样的突起，可以从卵巢拾取释放出的卵细胞，并将它运送到输卵管内

输卵管的末端是一些毛发样的突起，我们称之为**纤毛**

**卵巢**
含有处于不同发育时期的卵泡

*子宫的肌层*可以伸展以适应胎儿的发育

**子宫内膜**（增厚的子宫内层）在排卵之后变成海绵状并且为受精卵的着床做好了准备

**宫颈**是子宫的颈部并且突出于阴道，在分娩的时候宫颈口会发生扩张

阴道

# 卵巢中发育的卵泡

**每个月**，都会有大约20个未成熟的卵细胞在卵巢的囊泡中开始发育，我们将这些囊泡称之为卵泡。通常，仅有一个卵细胞可以发育成熟，而其他的卵细胞则慢慢萎缩。初级卵泡中含有的卵细胞生长速度最快，当它发育成熟时，它的体积可以达到谷粒的一半，是体内最大的细胞。

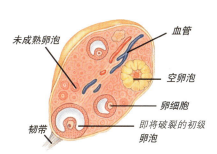

*未成熟卵泡*

血管

空卵泡

卵细胞

韧带

*即将破裂的初级卵泡*

**卵巢**

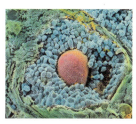

当未成熟的卵细胞生长发育时，它从卵泡内的颗粒细胞吸取营养物质。

## Q 月经量多是不育的表现吗？

**如果你有持续数天的经血过多**，同时伴有血块，那么你可能患有通常所说的月经过多。你必须咨询你的医生并积极寻找导致这种情况发生的原因。此外，由于失血过多，你可能同时还有贫血（见21页）并常常感到劳累。所以，你的医生会给你安排抽血化验来测量血液中的铁的水平。月经过多也可以因为下列疾病引起：

- 子宫内膜异位症
- 盆腔感染性疾病
- 平滑肌瘤
- 甲状腺疾病

这些疾病是引起不育的常见原因（见18—19页和22页），需要进行常规的治疗。

不管引起月经过多的原因是什么，加强营养，定期锻炼，再加上一些辅助治疗（如针灸）可以帮助你缓解症状（见第五章，第六章和第八章）。

## Q 月经中期出现的出血或者少量的血斑需要引起我们的重视吗？

**是的**，因为在通常情况下，经期之间的出血是不正常的。导致其出现的原因很多，包括：子宫肌瘤，息肉，感染和偶尔会遇见的宫颈癌。因此，任何一次这样的出血都应该告知你的医生，并确保你的宫颈涂片检查没有过期。你的医师也许会建议你复查宫颈涂片，可能还会做阴拭子检查以确定你是否存在感染。此外，你可能还需要做进一步的检查来明确出血的原因。但是，如果在这些检查之后仍未发现出血的原因，那么对于一些妇女来说，少量的出血就是正常的，可能与排卵期雌孕激素水平的波动有关。而这不会对生育能力造成影响，同时还可以提示月经周期中此时的受孕可能最大。

## Q 使用哪类的卫生保健品最好呢？

**我不是十分赞成使用卫生棉条**，即使目前我们就其

对生育是否有影响还没有最后定论。根据一项对2000名妇女进行的调查研究表明：使用卫生棉条的人中患子宫内膜异位症的比例相对较低。从理论上说，卫生棉条可以吸收破碎的内膜而不是将它们退回到宫腔内。但是，也有人认为卫生棉条的使用有助于经血的逆流。

如果你确实想要使用卫生棉条，选择那种未进行过漂白并且是100%棉质的，这样经血会很容易通过，此外，在月经量很多时不应使用卫生棉条，因为棉条会被完全浸湿。要及时更换棉条，以避免发生罕见但后果严重的中毒性休克症状，其原因主要是阴道内的细菌进行繁殖并向血中释放毒素，症状包括高热，皮疹和低血压。

在经期月经量较少时应该使用卫生护垫，因为棉条同时也会吸收阴道内起到保护作用的一些分泌物和黏液。同样，由于上述原因，一些易于发生阴道干燥，真菌性阴道炎或膀胱炎的妇女最好使用护垫。同时，我也建议你在夜间时使用卫生护垫。

## Q 我并没有怀孕，但6个月没有来月经，为什么会出现这种情况？

**如果一名妇女6个月没有来月经**，我们就将其称之为闭经，这是体内激素水平紊乱的显著表现，因为此时卵巢已经停止了排卵。如果你发生了这种情况，你必须去看医生。但在实际上，你不必等到闭经六个月之后再去，而应该在你的周期发生自发改变或者在周期之间有异常的延迟时就及时向你的医生进行咨询。

闭经可以由许多因素引起，包括：

- 激素异常：包括垂体、甲状腺或肾上腺
- 服用避孕药或者使用避孕针剂
- 过度的体重下降或者体重指数（BMI）小于18.5（见13页）
- 饮食失调
- 卵巢因素如过早绝经
- 运动过度

也许，你需要进行一些激素治疗，并同时改变某些生活方式或饮食习惯，这样一来，就可以恢复体内的激素平衡并再次出现排卵。但是，在我们假定导致你停经的原因是由生活方式的因素之前，我仍建议你先去征求医生的建议。

# 相关链接：**经期疼痛**

我们用"痛经"这个医学术语来形容经期的疼痛（包括严重的经期绞痛）。月经不规律的妇女更容易出现经期疼痛，并且因为腰骶部、腹部和大腿内侧的疼痛感到非常的不舒服。如果月经周期很长，孕激素长期作用使得子宫内膜很厚时，这种情况尤其严重。痛经也可以由一些潜在的疾病造成：如子宫内膜异位症或者子宫肌瘤（见22—23页）。

有高达60%的妇女有经期的绞痛症状，但其中的一些人长期以来对此只是默默忍受，她们并没有意识到这是一种会影响到生育能力的疾病。如果你在经期时有明显的疼痛，你应该咨询你的医生，并完成医生安排的一些相关检查，而不是把疼痛当成是正常的情况并依赖于服用止痛药物。

## 注意你服用的药物

我遇到过的一些妇女经常服用一些止痛药物，如：布洛芬和阿司匹林。然而，过多服用这些药物，尤其是布洛芬，可以对妇女的生育能力产生负面影响（见24页）。如果你因为痛经而需要服用止痛药的话，可以试着使用对乙酰氨基酚。

# 采取一种自然的疗法

**痛经**的症状可以因为生活方式的因素而加重（见32页）。如果你属于这种情况的话，你可以采取以下措施来帮助你减轻症状：

- 在痛经的时候进行一些比较柔和的，引起内啡肽释放的运动（如游泳、散步或是骑车）。内啡肽是机体产生的天然的止痛药。
- 学会一些放松的技巧来减轻身体的紧张程度。紧张可以加剧疼痛。
- 对腹部进行热敷。方法很简单，如在腹部放一个暖水袋，微波热垫或者小的热垫，效果很好。
- 经皮电神经刺激器，它通过电流脉冲来阻滞疼痛信号，可以用来帮助缓解疼痛。
- 尝试针灸治疗。研究表明针灸可以帮助那些痛经的妇女减轻疼痛的水平从而减少止痛药的使用。现在可以使用针灸垫。
- 一些妇女发现充足的营养可以帮助她们减轻痛经的程度，所以应确保你摄入的食物中富含镁、维生素E和维生素$B_1$，或者可以试着直接补充上述物质（见104—106页）。

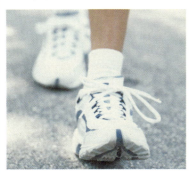

**运动**可以触发机体天然止痛药——内啡肽的释放。

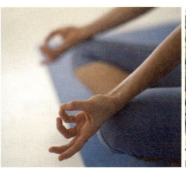

**放松的技巧**如瑜伽可以帮助你减轻紧张，而紧张会加重疼痛。

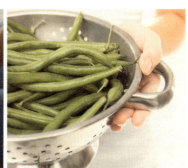

**摄入一些食物**，比如绿色豆类，含有的主要营养物质可以帮助减轻痛经。

# 相关链接：**女性的周期**

如果你正在尝试怀孕，那么下面的内容可以让你**充分了解**你的月经周期，从而让你知道何时你**怀孕的可能性会最大**。

虽然妇女月经周期的平均的天数是28天，但每个人的周期长短有很大的差异，所以如果你的周期长于或短于28天都可以认为是正常的。但是，如果你的周期不在一个大家通常认为的正常范围内，你也许就不能在特定的时间内产生正常水平的某一激素从而引发排卵，不能为受精卵的着床提供良好的环境，而这足以影响你的受孕。

## 评估你的**生育能力**

记录你六个月经周期的长短。将最短的周期天数减去20；然后将最长的月经周期减去10.如果结果是6和21，那么你在第6天至第21天之间有怀孕的可能。

## 月经周期

**女性的月经周期**是由体内一些激素之间复杂的相互作用引起，如果你想要怀孕，那么你体内这些激素的分泌水平必须在正常的范围内。月经周期分为两个时期：卵泡期，从周期的第一天直到排卵；黄体期，从排卵后一直持续到下次月经开始。

**卵泡期** 在月经周期的第一天，下丘脑（常常被认为是大脑的控制中心）分泌促性腺激素释放激素（GnRH）。这种激素作用于大脑深部的垂体，引起它释放卵泡刺激素（FSH）。在接下来的两个星期内，血液中FSH的水平上升，促使卵巢内囊样的卵泡生长。每一个卵泡内含有一个卵细胞，虽然每月有20个左右的卵泡开始成熟，但只有一个能够达到完全成熟，而其他的卵泡会慢慢萎缩并消失。每个卵细胞的周围都包绕着颗粒细胞，它可以为卵细胞提供营养成分并合成雌激素。雌激素在卵泡期有很多作用：

- 升高的雌激素水平可以反馈作用于垂体，减少垂体释放FSH，这样就使得在通常情况下，排卵时只有一个卵细胞被释放。
- 雌激素促使子宫内层（子宫内膜）变厚，在卵细胞受精后为胚胎的植入做好准备。雌激素可以使宫颈口变松，宫颈的分泌物变得稀薄，从而利于精子的通过。
- 雌激素可以将卵泡发育成熟的信号传递给下丘脑，然后下丘脑再发出信号到垂体的腺体，从而产生一个短暂的黄体生成素（LH）高峰或者脉冲。通常在24—36小时后，这一个高峰会引起卵泡发生破裂，释放出发育成熟的卵细胞。这一过程就是我们所说的排卵。

排卵仅在一侧卵巢发生，但目前还没有证据表明两侧的卵巢会交替发生每月一次的排卵。

卵泡期持续的时间变化很大。通常卵泡期在14天左右，但是根据你自己的周期长短和是否规律，卵泡期的时间可能会相对较长或较短。

**黄体期** 在排卵之后，破裂的卵泡继续接受黄体生成素（LH）的脉冲作用而转变成一个囊样的包块，

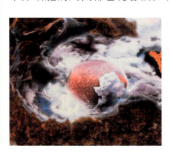

排卵时，卵泡破裂，成熟的卵子排出。

我们称其为黄体。此后，黄体开始产生孕酮，它的作用如下：

- 它可以使子宫内膜增厚。
- 它可以产生维持妊娠的物质，直到胎盘替代其产生这些物质为止。
- 它通过负反馈使得FSH和LH的分泌停止。
- 它使得宫颈口关闭，宫颈分泌物增厚，阻止精子的通过。
- 它可以使体温升高约0.2℃，这样使子宫为受精卵的着床做好准备。

在排卵之后，输卵管末端指头样的突起可以拾取卵细胞。输卵管内层在显微镜下可以看到毛发样

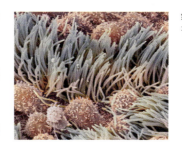

**纤毛** 排列在输卵管内，有助于运送卵子。

的结构，称之为纤毛，它随着肌肉的收缩将卵细胞运送到子宫内。如果卵细胞在这个过程中没有受精，它就会逐渐被分解。雌激素和孕激素的水平也会发生下降，当子宫内膜无法维持生长时月经就会来潮。

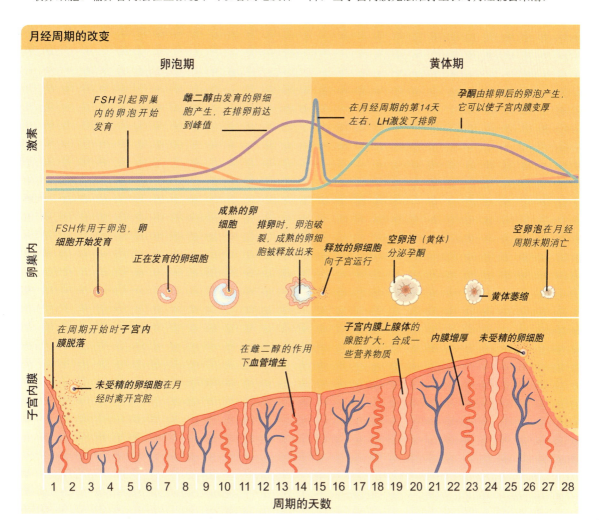

**月经周期的改变**

**卵泡期** | **黄体期**

激素

FSH引起卵巢内的卵泡开始发育

**雌二醇**由发育的卵细胞产生，在排卵前达到峰值

在月经周期的第14天左右，LH激发了排卵

**孕酮**由排卵后的卵泡产生，它可以使子宫内膜变厚

卵巢内

FSH作用于卵泡，**卵细胞**开始发育

正在发育的卵细胞

**成熟的卵细胞**

**排卵**时，卵泡破裂，成熟的卵细胞被释放出来

释放的卵细胞向子宫运行

**空卵泡**（黄体）分泌孕酮

**空卵泡**在月经周期末期消亡

黄体萎缩

子宫内膜

在周期开始时**子宫内膜脱落**

**未受精的卵细胞**在月经时离开宫腔

在雌二醇的作用下**血管**增生

**子宫内膜上腺体**的腺腔扩大，合成一些营养物质

**内膜增厚**

**未受精的卵细胞**

1 2 3 4 5 6 7 8 9 10 11 12 13 14 15 16 17 18 19 20 21 22 23 24 25 26 27 28

**周期的天数**

# Q 年龄是如何影响排卵的？

**荷尔蒙变化** 当你快到绝经的前期时，体内的激素水平开始出现变化，这些变化会影响你的月经周期和生育能力。如果你的年龄大于35岁，那么在卵细胞的数量减少和质量下降的同时，一些风险和并发症的出现几率也会增加，有些时候，你可能在排卵时释放两个卵细胞，而正常情况下只释放一个。这也是为什么大于35岁的妇女出现异卵双胎机会较大的原因。

此外，你的周期常常开始变短，或者变得不规律。因此，你排卵的日期也会有所波动，这使得我们更加难以确定你何时有怀孕的可能。同时，因为雌二醇水平的下降，你宫颈的分泌物也会减少。

# Q 什么是黄体功能不足？

**这是一种排卵失调** 当卵细胞释放之后，黄体（排卵后卵巢中剩余的黄色结构）不能产生足够的孕酮，从而引起的一种排卵障碍。其结果可以导致子宫内膜的厚度不够，胚胎无法植入。此外，黄体期（排卵后到下次月经开始前或者周期中排卵后的时期）的时间也常常短于正常范围。

有时，我们可以使用克罗米芬来进行治疗，这是一种促排卵的药物，它可以诱导排卵从而增加孕酮水平，维持子宫内膜的厚度，为受精卵的植入提供充足的时间。当用药效果不佳时，我们也可以采用辅助生殖技术，如IVF（试管受精）。

# Q 我如何知道自己是否快要绝经呢？

**绝经的症状**包括：曾经规律的月经周期变得越来越不规律，潮红，夜间出汗，情绪波动和阴道干燥。当你想要怀孕时，对于上述症状的了解十分重要，尤其是当你的母亲有早绝经（40岁之前绝经）时，因为这种疾病可能会遗传（见14页）。

大多数妇女从围绝经期到绝经的时间可以达到10年。如果你怀疑自己已经快要绝经，但仍然想要怀孕的话，你应该去咨询你的医生，并测量AMH（抗苗勒氏因子）和FSH的水平，前者在绝经前会降低，而后者则会升高（见12页）。这些将会提示你目前的生育能力。

# Q 我怎么才能知道我的周期不正常呢？

**各种征兆** 可能存在的月经周期异常可以有很多不同的表现。其中包括突然不来月经（尤其是当你刚刚开始服用避孕药时），月经的时间在不同月份之间有很大的波动，或者开始出现明显的痛经。

如果你的周期有上述改变，你应该去咨询你的医生，他将会给你安排一些检查，其中包括全血化验以及在月经周期的不同时间内分别抽取的血液化验，目的是测量血中FSH，LH,甲状腺素和孕酮的水平（详细内容见141—142页）。

另外一个提示异常而且需要及时就诊的症状是月经周期内的出血（见34页），在某些情况下它可能提示患有宫颈癌。

# Q 我是否应该监测我每个月有没有排卵？

**每个月出现体温的升高**说明有过排卵（见对页），所以你可以试着监测一个月的体温来确定是否有排卵。虽然监测一个月就够了，但是在我的诊所里，却经常遇到一些妇女月复一月的监测体温以确定自己是否有排卵。我会对这些妇女进行劝阻因为这种监测排卵的方法可以使得她们变得具有强迫性。有时，我看到有的妇女在为是否应该监测一年的体温而苦恼。体温可以因为很多因素而出现明显的变化，其中包括：缺乏睡眠，感冒或者饮酒等。

使用监测排卵的试剂盒（见对页）是一种让你知道自己何时排卵的较好的方法。但是这种方法的检测必须要结合宫颈分泌物的具体情况，因为在月经周期的不同时间内宫颈分泌物有很大的变化，并可以提示你可能怀孕的时间（见40页）。完全可靠的监测出要发生排卵的方法是通过抽血化验血中的孕酮水平，或者进行超声扫描，这些都需要你的医生来进行安排。

# Q 我怎样才能知道在什么时候**自己可以受孕**？

你可以通过很多方法来知道自己可以受孕的时间，同时也有很多征象可以提示你将要发生排卵，对自己的周期越清楚，就越容易把握这个时间。如果你有任何疑问的话，可以咨询计划生育诊所的专业人员，她会给你帮助。

**LH高峰** 我们可以通过药房所售的排卵监测试剂盒来测量。但是，如果你一直等待直到在性生活之前看到浸在尿样中的小条中出现那条神气的条带的话，你可能会马上就要排卵，可能已经没有足够的时间提供给精子，使卵细胞发生受精。但是对于某些妇女来说，这个测试可能出现假阳性结果，如那些存在有激素紊乱的疾病PCOS。

**基础体温**（BBT） 在排卵后，孕酮可以导致机体体温升高0.2摄氏度并持续在这一水平直到下次月经来潮。通过这种方法确定有无排卵对某些妇女来说很实用，但是，当体温上升时，排卵已经发生了，所以，实际上它并不能及时提示你在合适的时间内进行性生活来达到怀孕的目的。同时，也有很多其他因素可以影响体温，例如熬夜和精神压力。

**宫颈分泌物**（见40页） 这是判断你何时具有最大受孕可能的最有效的方法。分泌物的成分和性状在月经周期的不同时期内有所不同，如果你想要增加怀孕的几率，那么熟悉这种变化就十分必要。

## 月经周期中的变化

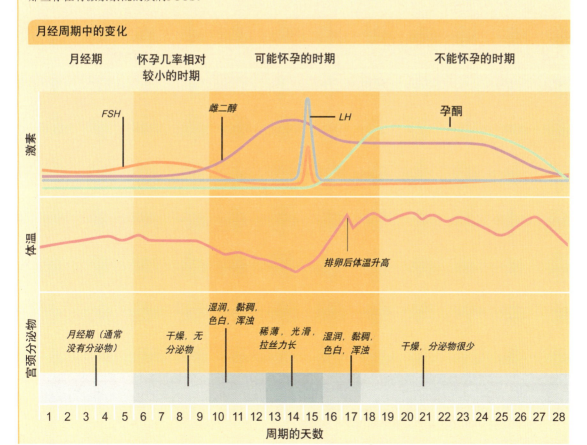

月经期　怀孕几率相对较小的时期　可能怀孕的时期　不能怀孕的时期

激素　FSH　雌二醇　LH　孕酮

体温　排卵后体温升高

宫颈分泌物　月经期（通常没有分泌物）　干燥，无分泌物　湿润，黏稠，色白，浑浊　稀薄，光滑，拉丝力长　湿润，黏稠，色白，浑浊　干燥，分泌物很少

1 2 3 4 5 6 7 8 9 10 11 12 13 14 15 16 17 18 19 20 21 22 23 24 25 26 27 28

周期的天数

**Q** 宫颈黏液对生育有何影响？

**数量和成分** 宫颈分泌黏液的数量和成分随着周期时间的变化而变化。在最适宜怀孕的时期，黏液可以为精子提供营养以帮助其向卵细胞的游动。宫颈黏液的这些变化是因为激素的波动引起，虽然你可能需要一些时间来学会辨别这些改变，但是当你能够知道自己何时最可能怀孕时，就会从中受益。你要有目的地记录下几个月经周期中宫颈分泌物的变化，直到你对这些变化已经很熟悉。如果我们以28天为一个周期的话，那么宫颈分泌物变化的方式将会如下表所示。

如果你正在服用避孕药，那么这可能会引起宫颈分泌物的变化。此外需要记住的是，当你停药后，这些改变可能需要几个月的时间才能恢复正常。

**Q** 经期过长或过短如何影响宫颈的分泌物？

**你需要对3—4个月经周期进行观察**，并在此基础上推算黏液何时发生改变，发生了怎样的改变。也许你会发现，如果周期较短，在你月经结束几天后就会有排卵，同时你也会注意到经期结束后的宫颈分泌物会提示你此时可以有怀孕的可能。如果是这样的话，那么此时进行性生活怀孕的可能将会最大。相反的，如果你的月经周期是35天，排卵将会发生在21天左右。

**Q** 为什么有的人通过分泌物的改变很难计算出何时有可能怀孕？

**有很多原因**会引起宫颈的分泌物不按照正常的规律变化。它们包括：

| 宫颈分泌物与生育能力 | | |
| --- | --- | --- |
| 天数 | 分泌物的性状 | 怀孕机会 |
| 1–5 | 月经血。 | 没有（除非月经周期很短） |
| 7–9 | 干燥，没有看到或感觉到分泌物。 | 相对较小 |
| 10–12 | 湿润和黏稠感，外观白色或者浑浊。雌二醇水平上升。当你试图用拇指和食指将黏液拉伸时，会发生断裂。 | 有 |
| 13–15 | 稀薄和光滑感，看上去很透明，像蛋清样。由高水平的孕激素所引起。如果用拇指和食指将黏液拉伸，会被拉长而不发生断裂。如果分泌物出现上述改变，那么此时进行性生活时怀孕的可能性最大。 | 可能性最大的时期 |
| 16–17 | 湿润和黏稠感，外观白色或者浑浊（虽然有些妇女感到很干燥，没有分泌物）。如果你试图用拇指和食指将黏液拉伸，将会发生断裂。当分泌物量最多的那天往往是最后一天分泌清亮的黏液，因为你会发现此后的分泌物要么变得干燥要么湿润和黏稠。当孕酮水平上升，雌二醇水平下降时，宫颈分泌的黏液会变得更厚，它会阻挡精子，并防止其进一步的游动。 | 直到分泌物峰日后的3天内有怀孕可能 |
| 18–28 | 干燥，没有或者仅看到或感到很少的分泌物。 | 没有 |

- 可能出现经期结束时的排卵，尤其是当你的周期很短时。
- 较低的雌二醇水平，这可能是因为你的BMI低或者运动过度。
- 可能因为你服用的药物（处方或者非处方类药物）影响宫颈的黏液，使得它相对正常时更干或者更厚。
- 可能你的月经不规律，使得很难监测什么时候你处于受孕的最佳时期。
- 可能由于你最近刚停用避孕药，还没有足够的时间使得周期恢复正常。（见15页）

进行关于生育认识的咨询可以给你帮助。

## Q 传统的体位是否更容易怀孕呢？

**目前尚没有证据**证实这一观点。这说明，虽然很多夫妇在性生活中会采取不同的体位，但却往往以女子在下的体位结束。无论使用哪种体位，在性生活结束后平躺20—30分钟，这样可以促进精子开始它通过宫颈到达宫腔的旅程。即使当你的伴侣射精时你并没处于下面的体位，或者由于你在性生活时的动作导致有精液流出，只要你在合适的时间进行性生活，体位则不会对怀孕造成影响。因为在每次射精中会释放上百万的精子（见51页），所以丢失一些并不会造成任何影响。

## Q 妇女达到性高潮会有助于怀孕吗？

**性高潮**可以使性生活过程中阴道充分湿润，从而利于精子的游动。而且达到性高潮后阴道的收缩同样有助于精子的运动。但所幸的是，达到性高潮并不是怀孕所必需的。相对更加重要的是保持放松，不要将性生活当成是"传宗接代"的行为（见第四章），并且和你的伴侣保持亲密的夫妻关系。

# 个案分析

当萨拉和鲍勃决定向专家咨询关于生育能力和生育时间方面的建议时，他们已经试图怀孕将近1年。

**萨拉**：当鲍勃和我决定要一个孩子时，我们一直都确保在月经周期的10—16天内有频繁的性生活，因为我认为在周期的第14天时会发生排卵。但是当我发现自己一直没有怀孕时，我决定去咨询生育方面的专家，直到这时我才了解到许多过去未知的关于月经周期和生育能力方面的知识。

专家向我解释：因为我的周期长短不一，在25—36天内变化，所以可以称为月经不规律，结果就导致每个月的排卵日期不定，在有些周期会提前，而有些周期则延后。为了能够更清楚地了解排卵时间，专家教会我如何监测周期中宫颈分泌物的变化，此后我对此也开始留心，因为它能够提示在何时会有怀孕的可能。

此后的经期中，当经量变得越来越少时，我发现分泌物为清亮，光滑并夹有少量血丝。于是，我们打破惯例进行了性生活。当这之后那个月的月经没有来，而且妊娠试验显示阳性时我们感到十分高兴。我们在月经周期的第六天时进行了性生活而且怀孕了。

这说明只在周期的第14天左右有性生活有时就是某些人发生不孕的原因，而不是其他一些复杂的生育方面的原因。

**Q** 是不是最好只在排卵当天有性生活呢？

**健康的精子**可以在女性的生殖道中存活几天，但是成熟的卵细胞却只能在排卵后24小时内受精。这意味着在你排卵前几天进行性生活都有可能会怀孕，但是一旦排卵后，你只有24小时来进行性生活以达到受孕的目的。

虽然有一些提示能给我们提供帮助，但除了超声之外，仍然没有更精确提示排卵时间的方法。目前专家们认为：在妇女刚刚发现宫颈分泌物（通常情况为黏稠，白色）变为清亮，稀薄，到最后又变回黏稠或者较干燥（见40页）并持续3天，在这段时间内夫妇应该进行较频繁的性生活，这样可以达到最大的怀孕机会。理论上说，这意味着每隔2—3天，以及在宫颈分泌物变得稀薄的2—3天内每天进行性生活。

节欲同样可以影响精子功能，虽然精子可以在女性生殖道内存活7天；一项研究发现，94%的妊娠来源于射精后1—2天的精子。

**Q** 从我开始想要怀孕时，我可以尝试多久呢？

**虽然所有的专家都认为，**当妇女一旦大于35岁，其生育能力就会出现明显的下降，但事实是，仍有越来越多的妇女在其育龄晚期才开始想要怀孕。而且，虽然我会提醒妇女不要和自己的生育能力打赌，但同时我也想强调的是，许多妇女在40岁内也可以生育健康的宝宝。

可能怀孕的时间窗很长（大约6天），虽然这段期间就每天可能怀孕的机会而言，快40岁的妇女是20岁刚出头的妇女的一半，但是，我认为通过理解更多有关人体及其生理机制的知识，选择一种更加健康的生活方式，尽可能的保持放松的状态并且有较频繁的性生活，这样一来你为自己创造了更佳的怀孕机会，那么你怀孕的可能性就会越大（见16—17页）。

# 相关链接：
# 妊娠

在性兴奋的过程中，男性的阴茎发生勃起，而女性的阴道也会变得润滑。在性交时，男性的阴茎插入阴道，并开始推挤骨盆的动作。在达到性高潮时，男性发生射精，释放出精子。其后精子开始了与卵细胞结合的漫长的过程。

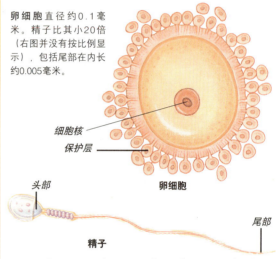

**卵细胞**直径约0.1毫米。精子比其小20倍（右图并没有按比例显示），包括尾部在内长约0.005毫米。

细胞核

保护层

卵细胞

头部

尾部

精子

# 两个细胞融合成一个细胞

**一旦一个精子**到达卵细胞并且成功地穿透其表面的外壳后，精子的头部（其内包含有遗传信息）进入卵细胞，尾部发生脱落。然后卵细胞外形成一种包膜以阻止其他精子的进入。当精子的头部和卵细胞核发生融合后受精过程完成。

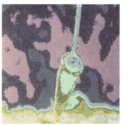

**当受精过程**开始后，许多精子在卵细胞周围云集，但是只有一个精子最终穿透卵细胞的外壳，并与胞内的细胞核发生融合。

# 从卵细胞到胚胎

**妊娠起始**于卵细胞与精子的受精，这个过程通常发生在输卵管部。在受精后的两天内，卵细胞由于输卵管肌肉的运动开始了向宫腔内的蠕动。在蠕动的过程中，卵细胞开始了自身的分裂，形成的细胞团称桑葚胚。每一次分裂之后细胞都会变得更小，逐渐达到正常细胞的大小。3—4天之后，桑葚胚到达宫腔，形成一个充满液体的液腔，腔内有细胞团。此时桑葚胚发育成囊胚。在宫腔表面停留约48小时后，囊胚在子宫内层（子宫内膜）较厚的地方进行着床，这样更有利于胚胎的植入。

囊胚内的细胞形成两层圆盘状的结构。上面的一层发育成胚胎和羊膜腔；下面的一层形成卵黄囊，它可以在第2—3周为胚胎提供营养成分。羊膜腔形成一个充满液体的囊，并包围胚胎和卵黄囊。卵黄囊发育为三个胚层，并最终发育为机体的所有组织结构。

## 神奇的事实

- 在机体所有不同类型的细胞中，卵细胞是唯一一个呈球形的细胞。

- 桑葚胚取自拉丁语中名字"桑葚"，因为细胞团类似这种水果的形状。

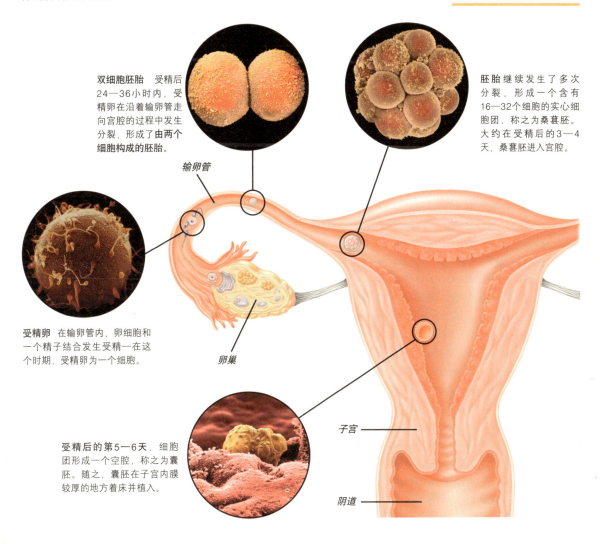

**双细胞胚胎** 受精后24—36小时内，受精卵在沿着输卵管走向宫腔的过程中发生分裂，形成了**由两个细胞构成的胚胎。**

胚胎继续发生了多次分裂，形成一个含有16—32个细胞的实心细胞团，称之为桑葚胚。大约在受精后的3—4天，桑葚胚进入宫腔。

输卵管

**受精卵** 在输卵管内，卵细胞和一个精子结合发生受精——在这个时期，受精卵为一个细胞。

卵巢

**受精后的第5—6天**，细胞团形成一个空腔，称之为囊胚。随之，囊胚在子宫内膜较厚的地方着床并植入。

子宫

阴道

# 问卷调查：你的不育是月经周期导致的吗？

"运用你在本章所学到的知识，回答下面的问题来确定你的**月经**在各方面**是否正常**或者每个月是否有变化。每个"是"的答案计1分，你会更加**了解自己**是否存在**影响妊娠机会**的问题。"

**1** 你的月经之间的间隔是否超过35天/或不规律且难以预测？

**是**☐ **否**☐

你可能患有月经不调（见32页），这会使得你很难确定自己何时会排卵？

**2** 当你感到处于压力的状态下，是否会出现月经周期长短的改变？

**是**☐ **否**☐

如果压力会导致周期的不规律，那么它可能会影响你的排卵，进而影响生育能力。你需要注意调整生活方式。

**3** 你是否有过几个月内没有月经的情况？

**是**☐ **否**☐

这种情况称之为闭经（见34页），你应该去咨询医生并试着寻找没有发生排卵的原因。

**4** 你的月经间隔时间是否很近？

**是**☐ **否**☐

如果你的月经周期少于23天，可能会对排卵和胚胎植入造成影响（见32页）。

**5** 你是否偶然出现过经量过多？

**是**☐ **否**☐

这称之为月经过多（见34页），而且这会影响你的生育能力。所以你应该咨询你的医生来寻找出现这种情况的原因。

**6** 你是否出现过月经期间的出血？

**是**☐ **否**☐

任何出血，即使量很少，都应该进行检查来排除是否存在潜在的严重的疾病。

**7** 你是否有经期疼痛？

**是**☐ **否**☐

这称之为痛经（见35页），咨询你的医生来寻找导致痛经的病因，因为这可能是机能紊乱的一种表现，而这会影响你的生育能力。

**8** 你痛经时是否需要服用止痛药物？

**是**☐ **否**☐

过多服用止痛药物可能会影响你的排卵（见24页）和掩盖疼痛的原因。弄清导致痛经的原因很重要，因为它同时可能会影响你的生育能力。

**9** 你是否难以辨别宫颈分泌物的改变？

**是**☐ **否**☐

学会辨认宫颈分泌物的改变可以帮助你计算出最可能怀孕的时期（见40页）。

**10** 你是否在你认为可能出现排卵之前一直禁欲？

**是**☐ **否**☐

那些在有怀孕可能的时期内有频繁性生活的夫妇比排卵前禁欲的夫妇有较高的怀孕可能（见42页）。

**11** 如果你的年龄大于35岁，你的月经周期是否有缩短？

**是**☐ **否**☐

当你年龄越来越大时，排卵出现的时间越来越早而且不规律。这会导致你的周期较难预测（见38页）。

## 你的分数

**0—3分** 虽然你的月经周期可能存在一些问题，但是，本章的内容会帮助你对此有更深入和全面的了解，所以，你可以知道何时为最可能怀孕的时期。如果在某方面有需要注意的原因时，咨询你的医生。

**4—6分** 你应该咨询你的医生，并对这些在月经周期方面出现的问题进行全面的检查，因为其中的一些问题可能会影响你怀孕的机会。同时你需要考虑你的生活方式和饮食习惯是否是导致这些问题出现的因素。

**7—11分** 你需要对这些有关月经周期的异常情况进行治疗，因为这样很可能会提高你的生育能力。传统的药物和辅助方法都会有助于治疗（在第八章可以知道哪种方法的效果更好）。此外，要确保在转为辅助治疗之前进行过适当的医学检查。

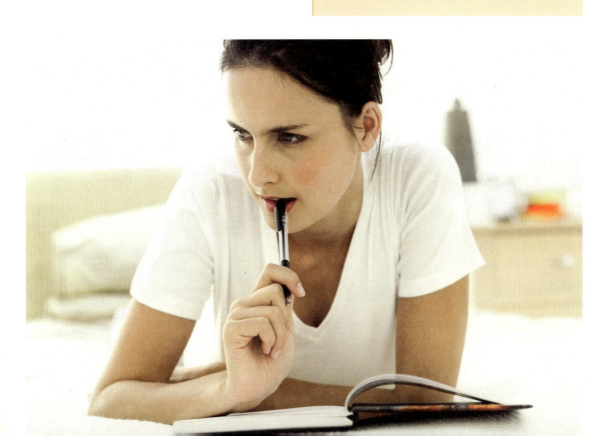

"我遇到有很多男性，他们对于自己身体的情况**知之甚少**，同时也没意识到这样会**影响**他们成为父亲的**可能**。"

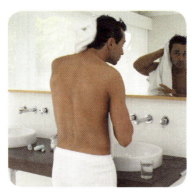
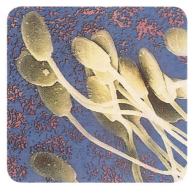
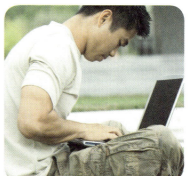

# 第三章
## 男性的生理基础

### 搜索引擎

# 第三章：男性的生理基础

> 大多数男性对自己的生殖器官以及它们的功能**不是十分清楚**，因此本章旨在阐明夫妻双方应该**了解的男性生殖**的基础知识。与此同时，该篇亦重点讨论了与**男性健康**相关的生活因素，如：饮酒、饮食等对男性生殖的影响。

## Q 男性生育能力完全取决于睾酮吗？

**每个男性体内的睾酮水平**存在着广泛的差异，但只要睾酮水平处于正常范围，那么我们就可以认为它与男性生育能力高低没有明显的关联。此外，睾酮的作用主要是维持男性的性征，无论男性性征是否明显，都可能会遇到一些生育能力方面的问题，对于男性而言认识到这一点十分重要。

12—14岁左右随着青春期的开始，男性体内开始合成分泌男性激素，其过程与女性类似，下丘脑作为内分泌调控中心发挥重要的作用。下丘脑合成并分泌促性腺激素释放激素，它可以刺激腺垂体合成分泌卵泡刺激素（FSH）和黄体生成素（LH）。FSH和LH可以作用于睾丸刺激精子的发生，此外，黄体生成素还可以作用于睾丸的间质细胞刺激其产生睾酮。睾酮的产生使处于青春期的男孩开始有男性第二性征的发育，包括：阴毛、体毛变得浓密，喉结突出，声音变得低沉，肌肉含量的增加。

## Q 随着年龄的增长男性生育能力会丧失吗？

**与我们身体的其他细胞一样**，精子也会发生老化，而且随着年龄的增长，我们体内的细胞中（其中也包括精子），会出现越来越多的自由基损害。正如我

**吉塔博士的小提示：**
男性**每时每刻**都在产生精子，这样可以不断改善精子的质量。

们在17页中讲的那样，年龄确实是影响生育的重要因素：研究显示，大部分男性35岁后，精液中不正常精子比例开始增加（45岁以上的男性不正常精子比例为16%，而25岁—30岁的男性这一数值仅为4%）。据估计，精子在形成的过程中需分裂380次，随着年龄的增加，越来越少的细胞可以完成这样的分裂，因此导致大量异常的精子产生。所以，虽然精子发生的过程并没有停止，但是大量的精子可能会出现形态上的异常，游动速度的降低，或者更易携带有基因缺陷。此外，激素的变化、睾丸血流供应的改变或者性功能的异常都对男子生育能力产生很大影响，而大部分50岁以上的男性都存在着不同程度的睾丸损害，所以对50岁以上的男子而言，生精功能虽未完全停止，但生育能力却不可避免地开始出现下降。

## Q 已经成为父亲的男性还可能会出现生育方面的问题吗？

**如果距前次使妻子受孕的时间间隔超过两年**，那么答案就是肯定的。因为，目前该男子的生育能力可能已经同两年前发生了改变。而当其生活中不同方面的因素发生改变时——例如处于一段新的恋情，那么其生育能力的改变则更有可能会出现。此外，患有一些临床疾病如糖尿病，也可能对其生育能力产生影响（详见52—53页），前面讲到过，随年龄的增加男子的精子密度和质量都呈现降低的趋势，如果该男子已经超过45岁，这种趋势会愈发明显。所以，虽然过去曾经使妻子怀孕可以提示一名男性以往的生育能力正常，但是以往生育经历并不足以证明该男子当前的生育能力。

# 相关链接：**男性生殖器解剖**

　　男性外生殖器包括阴茎和阴囊。阴囊内有两个睾丸，睾丸是精子生成的场所。睾丸中生成的精子在紧贴睾丸后部的附睾中获得运动能力并储存于此。输精管联系着附睾与射精管，射精管与阴茎中的尿道相通。射精时，精子混合于精囊的腺体所分泌的囊液中。

## 有趣的**事实**

- 盘曲的附睾小管拉长后长度接近6米，但直径仅为0.76毫米。
- 睾丸中同样存在着间质细胞，它合成分泌性激素—睾酮。

精囊　　输精管　　膀胱

尿道

阴茎

包皮

龟头

前列腺

附睾　阴囊

睾丸

曲细精管

附睾

输精管

**阴囊断面**
显示了睾丸产生精子的曲细精管盘绕而成。

# 为什么阴茎可以勃起？

**勃起** 阴茎在感觉和精神刺激下勃起。

- 储存于附睾的精子与精囊分泌液混合经尿道排出体外，尿道走行于阴茎中，位于两个称为阴茎海绵体的室状下方。阴茎海绵体中富含动脉、静脉、平滑肌和纤维组织。
- 尿道被称为尿道海绵体的海绵样组织包绕。
- 当男子感受到性刺激，大脑释放信息物质通过神经使海绵体松弛，再通过动脉向松弛的海绵体内灌注血液。
- 海绵体产生扩张，从而阴茎变长变粗，由于海绵体内血液灌注形成高压，所以阴茎变的坚挺。阴茎海绵体由白膜包绕，该膜可以在阴茎勃起时阻断血液的外流，保持阴茎的持续勃起。

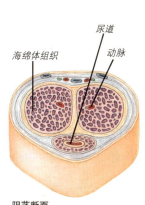

尿道

海绵体组织

动脉

**阴茎断面**
包含海绵体组织和血管。

## Q 精子生成需要多长时间?

**成熟精子形成** 经历大约100天，在精子从发生到成熟过程中需经过380次的细胞分裂（相比之下女性卵子从形成到成熟只需23次的细胞分裂）。卵泡刺激素（FSH）作用于睾丸曲细精管的生精上皮刺激精子发育。首先，精原细胞发育至精母细胞，然后，精原细胞再发育为不成熟的圆形精子细胞，最后经过变形最终成为成熟的精子。之后这些精子还要在附睾中停留20—30天以获得运动能力，在性生活中循输精管、尿道射出。因此，如果精子数量和质量发生改变，通常在大约3个月之后我们才会发现。

## Q 射精是如何发生的?

**射精** 精子生成后储存于附睾，在射精过程中随附睾、输精管的强烈收缩通过射精管，并与精囊、前列腺等附属性腺的分泌物混合后共同排入尿道。精液由位于膀胱下的前列腺，前列腺后的精囊腺所分泌多种物质、附睾中的液体及精子组成。其中精子约占精液体积的20%，其余80%则包含20多种化学物质，在这些物质的帮助下，精子离开附睾环境后得以存活并顺利通过宫颈进入女性生殖道。尿道为男性生殖系统、泌尿系统共用，因此必须存在某种机制使两个系统独立地发挥其功能。精液进入尿道呈黏稠的胶冻状，射出大约10分钟后会自行液化形成流体状。精液的凝固、液化机制既保证了精液完全通过尿道射出，又保证了液化后精子可以更容易地穿透宫颈黏液。

## Q 每次射出的精液多少算正常?

**大约2—4毫升** 据统计，每次射精时精液量约为2—6毫升，相当于一小勺左右。但是，决定男性生育能力高低的关键并非是其产生精液的数量，而是精子的质量。

## Q 紧身内裤对男子的生育有何影响?

**毫无疑问**，长时间的高温可以损害精子的数量和质量，这是目前公认的。通过对出租车司机和久坐的办公室人员研究可以证实以上的观点。精子产生的温度比躯体温度略低，所以男性的阴囊悬挂于躯干下方。环境高温时阴囊松弛下垂以散热，寒冷时阴囊紧缩上提保持温度，睾丸内的温度基本保持恒定。长期着紧身内裤不利于阴囊散热，使之持续温度偏高，不利于精子的产生。因此建议广大男性尤其打算生育的朋友尽量选择宽松舒适的内裤，而且要避免穿紧身的牛仔裤。

## Q 孩子的性别是由精子来决定的吗?

**答案是肯定的，确实是由男性的精子**决定孩子的性别。性别取决于受精卵中的性染色体组成，女性的卵子和男性的精子各含有一套由23条染色体构成的基因组，当卵细胞受精时，卵细胞和精子发生融合，形成了23对染色体。第45和46号染色体（第23对染色体）为性染色体，它是决定孩子性别的染色体。母亲的卵细胞通常只含有女性性染色体（也称为X染色体）。但是，父亲的精子既可以含有女性性染色体（X染色体），也可以含有男性性染色体（也称之为Y染色体）。在精卵结合过程中，如果卵子与含X染色体的精子结合，那么受精卵的性染色体为XX，在胚胎期会分化发育为女性；如果与含Y染色体的精子结合，那么受精卵的性染色体为XY，在胚胎期分化发育为男性。

## Q 生活方式中的某些因素会影响男性的生育能力吗?

**答案很简单**，生活方式确实可以对男性的生育能力造成很大影响，但是，不良的生活方式对生育能力影响的大小却是因人而异的。例如，有些男性饮酒过度，而且营养不良，但其精子质量却未见明显异常。而其他同样情况的男性就可能需要改变基本的生活方式（见第五章）以改善其精子的质量和数量。研究表明，饮酒、吸烟、药物的滥用、吸毒均可严重影响精子质量。大量酗酒、吸食毒品可以影响精子各个方面的能力（见78—80页），有时这种影响甚至可以持续三个月之久。所以如果你需要进行精液检查，那么通常会需要你在距第一次检查3个月之后再进行复查，以确定在此期间进行了生活方式调整之后，你的身体是否处于一种健康的状态中。医生也可以通过对两次精液检查的结果进行对比，并对其生育能力作出判断。同时需要注意的是，不健康的生活方式不仅仅会影响精子的数量和活动能力，饮酒、吸烟、吸毒或药物滥用还可能会对精子头部的遗传物质造成损害，而这些损害无法通过常规的精液检查来明确，还需要进一步进行某些特殊的检查。

## Q 疾病会影响精子的数量吗？

**一次流感**（或其他病毒感染）就可以对精子的数量产生影响并持续数周。所以如果男性朋友在患病状态时，就应该避免进行精液检查，因为疾病状态或多或少对生育有影响，这时的精液检查并不能反映出他平时的精液质量。鉴于精子形成需100天，所以建议其在感染治愈后三个月再行精液检查，这样精液质量会恢复到疾病前的水平，从而真实反映男性的精液质量。

## Q 怎样选择性生活的时机会更容易怀孕？只选择排卵期性生活还是有规律地进行性生活？

**似乎看来对于怀孕**，规律性生活比仅在女性排卵期前或排卵期时进行性生活更容易怀孕。性生活需要两情相悦，只要不错过妻子的排卵期，其频率完全取决于夫妇双方。有人认为性生活频率过高精子密度会下降，其实不然，精子生成是一个连续的过程，一次射精结束，就会有睾丸里生成新的精子来替代，所以每2—3天一次性生活，无论精子数量还是质量都不会因此降低，反而新生成的精子更容易使妻子怀孕。

---

# 相关链接： 男性的精子

**从青春期开始**，男性的两个睾丸便以大约1亿个/天的速度源源不断地产生精子。一个成熟的精子包括：

■ 头部　其内为细胞核，细胞核中包含有负载人类遗传信息的23条染色体。其中的一条染色体为性染色体X或Y，由它来决定胎儿的性别（见对页）。

■ 中间部分　包括与精子能量代谢相关的结构，为精子游动提供能量。

■ 尾部　长长的尾部可以使精子直线快速游动。

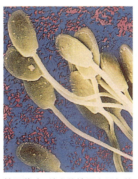

**精子游动**　健康的精子在尾部的驱动下每小时可以游动3毫米，射精完成后，大约有1百万个精子可以穿过宫颈，但只有200个可以到达输卵管。

## 精子数量

精液分析时（详见56页），正常精子计数如下：

■ 精液密度不低于2千万个/毫升

■ 根据世界健康组织（WHO）指南，正常形态精子比例不低于15%

■ 精子显示正常的运动（参见56页）

■ 产生精液量2—4毫升

顶体帽　头部　中间部，包含线粒体（供应能量的结构）

尾部

**一侧睾丸大约每秒有1500多个精子产生**，一次射精可以射出2.5亿—5亿个精子。

## Q 哪些药物会损害男性生育能力？

**一些疾病**，如肠道炎症性疾病、尿路感染、高血压、癫痫等疾病的治疗可能会损害男性生殖功能，这主要取决于治疗中所使用的药物。所以在治疗这些疾病的时候要向医生或者有关专家进行咨询以了解更多这方面的信息。同样，如果你需要服用或者已经服用抗疟疾的药物时，你也需要进行咨询。如果你正在服用某种处方类药物，你应该向医生确定一下，你所服用的药物是否会影响你的生育能力，因为有些药物会影响精子的生成，而有些药物会影响性功能，包括造成勃起障碍。但无论什么情况下，你都不应在没有医生的建议下自行停药。但值得庆幸的是，在有些情况下，某种疾病的治疗可以换用不损害生殖功能的药物。

## Q 泌尿系统症状会影响男性生育吗？

**如果你有下述**症状或其他无法明确原因的泌尿系统症状，请咨询你的医生：

- 尿痛
- 尿频
- 夜尿增加
- 血尿

## Q 哪些疾病可能损害男性生殖功能？

一些潜在的疾病可以降低男性生育能力。一般来说，可以引起男性的少精子症、甚至无精子症。

有的疾病则导致性功能如勃起功能的减退。下表总结了一些影响男性生殖功能的疾病。

| 可能影响男性生殖功能的疾病 | |
| --- | --- |
| **各种疾病** | **对男性生殖功能的影响** |
| 癫痫 | 抗癫痫药物可降低性欲，在一部分男性患者中也可降低精子总数。 |
| 腮腺炎 | 青春期以后或成人感染腮腺炎可能引起单侧或双侧睾丸炎，由此影响睾丸的生精能力。 |
| 糖尿病 | 导致勃起功能受损。 |
| 高血压 | 高血压严重损害男性勃起功能。此外，过去常用的治疗高血压的药物：钙离子拮抗剂可能会影响精子卵子受精的能力。 |
| 外科手术如腹股沟疝气修补术 | 腹股沟区的手术存在使输精管发生梗阻的风险，也可导致血睾屏障受损，这将造成血液成分与睾丸组织的接触（见58页），从而影响睾丸的生精过程。 |
| 输精管复通术 | 输精管复通术的成功率并未达到百分之百，而且对于行结扎术5年以上者并不建议行复通手术。此外，有些患者在复通术后产生抗精子抗体，而这将会对精子造成直接的损伤。 |

■ 尿道分泌物异常或有异味

许多临床疾病，如性传播感染（见18—19页），尿路感染，或者相对来说更为严重的疾病如糖尿病等，如果未予及时治疗，都会对男性的生育功能造成损害。而且，如果你患有性传播感染，你的性伴侣也会面临生育能力受损的风险。

 **超重会影响男性生育能力吗？**

**已经证实超重女性的生育能力**低于体重正常的女性（见13页），且目前认为体重超标同样也可使男性不育的风险增加。有研究表明，男性的体重越大，其生育能力受到的影响就越大。体重指数（BMI）超过30的肥胖男性生殖能力仅为体重指数正常（BMI20—25）男性的一半，见13页。而且随体重增加，其产生出现DNA结构断裂的精子的几率也会增加（见58页），而这种精子异常可能会增加胎儿流产的风险。

到目前为止，医生还不能肯定男性的肥胖会导致生育能力的降低，但有一种学说认为：由于肥胖男性腹部、会阴部脂肪沉积量的增加，会导致体温的升高，进而健康精子数量和活力下降。

| 各种疾病 | 对男性生殖功能的影响 |
| --- | --- |
| 一些性传播感染如：支原体、淋病 | 性传播疾病可以导致一些疾病的发生，如：前列腺炎、尿道炎、附睾炎等。而感染造成的生殖道（如尿道、输精管或附睾）炎症会引起继发的生殖道梗阻，并可能因此造成男性生殖功能不可修复的损伤。 |
| 精索静脉曲张 | 与静脉曲张对机体的影响相似，精索静脉曲张主要影响睾丸区域的血供，造成睾丸的供血减少进而损害男性生精功能。 |
| 某些染色体异常 | 染色体异常可以导致男性不育，它可以引起一些先天性疾病（如先天性输精管的缺失，这与囊性纤维化相关），或者精子的缺乏（如无精子症）。而后者可能由唯支持细胞（Sertoli－cell－only）综合征或者克兰费尔特（Klinefeler）综合征引起的，它们都可引起生精障碍。 |
| 逆行射精 | 与正常射精时精液经尿道排出体外不同，逆行射精时，精液逆流进入膀胱。目前可以通过手术的方法使精子功能得到恢复，并通过辅助生育技术，达到精卵结合的目的（见155页）。 |
| 运动损伤 | 在一些对抗性的运动（如橄榄球、足球、散打、跆拳道）中，可能会造成睾丸或腹股沟区域的受创，从而损害睾丸的生精功能。 |
| 睾丸外伤或扭转 | 睾丸靠神经血管肌肉组成的精索悬于会阴，如睾丸发生扭转，会因血供的停止而出现剧烈的疼痛。而且睾丸扭转潜在危害较严重，如果治疗不及时可能会导致睾丸的永久性损伤，进而影响精子的生成。但是，如果残留睾丸生精能力正常，生育力则不会受到影响。 |

**Q** 如何帮助出现勃起障碍的男性解决生育问题？

**男性勃起障碍或射精问题**（见72—73页）如果精子数量、质量均正常，仅仅表现为勃起障碍或射精问题，这种患者的生育问题通过治疗可以得到改善。根据病因不同，可以通过外科手术的方法取精，进行单精子注射（ICSI）或体外授精后胚胎移植（IVF）（详见第九章）以达到受孕的目的。或者通过药物治疗以刺激阴茎的勃起。

对于逆行射精的患者（见53页），也可以首先选用药物诱导正常射精，如效果不佳，可分离并提取射精后尿液中的精子，然后试行宫腔内精子注入（IUI）（详见147—148页）。

**Q** 我们需要观察多久才可以进行生育方面的咨询？

**我建议夫妇**在刚刚出现生育问题时就一起进行咨询。当双方中的一方（通常是女方）已进行了相关检查，数周或者数月后，无论是否存在问题，另一方均应进行相关检查。所以，如果你们已经试孕1年以上，或者你的伴侣大于35岁，试孕6个月以上仍未怀孕，就应该寻求专家的帮助。而且，即使上次精液检查完全正常（见51页），距检查3个月之后也应进行复查来确认精子的数量和质量是否发生变化。

**Q** 面临生殖问题，男性应该向谁寻求帮助？

**我遇到有很多男性**，当他们面临生育方面的问题时，他们并不清楚应该向谁进行咨询。如果女性出现生育问题，其可以就诊于妇科，而男性对此却茫然无措，而且由于生育问题在男性看来仍然难以启齿，所以很多患者并

**吉塔博士的小提示：**
改变生活方式对于男性精子特性的改善很重要。

不就诊。如果你认为，你需要进行精液检查，如果可以的话，最好在生殖诊疗机构进行精液检查，虽然这需要自己承担费用，但是，检查的精液样本会在专门的实验室里进行分析，你会得到更加详尽的检查结果。

由你的家庭医师进行检查可能不需要任何花费，但是，你的精液样本将会被送往附近医院的病理实验室，而由此得出的结果仅能粗略提示精子的数量。对于你来说，最好能够在地方的生殖诊疗机构进行这方面的检查，所以，应考虑及早进行相关咨询，并等待国家健康服务（NHS）的检查安排。如果你选择就诊于私人医疗机构，你就可以不用等待检查的安排而直接咨询何时在何地进行相关检查。

如果精液检查结果提示有异常，你应该就诊于生殖医疗机构的妇科医师（她可以为男女双方提供帮助）或者泌尿生殖医师（如果你存在泌尿生殖问题或者勃起/射精问题），抑或男科专家（他对几乎所有的问题，尤其是男性生殖问题都有深入的研究）。

**Q** 精液检查有时间要求吗？

**通常取精液样本的时间是**在同房3天后，不需要等太长的时间，因为3天之后，精液中死精和没有活力的精子含量较高（这也正是为什么性生活频繁时妊娠率较高的原因）。同时，距同房时间间隔也不应太短，因为如果你刚刚有过性生活，你的精液样本中可能精子的含量会较平时低，这会导致我们得出精子数量较低的错误结论。

**Q** 精子数量为什么会下降？

**近些年来**，发达国家男性的平均精子数量呈下降趋势，虽然精液分析技术较50年前更加准确，可以在一定程度上解释上述变化趋势的出现。但研究发现，许多其他因素（包括饮用水中雌激素含量的增加）可以影响男性精液中精子的含量。我们很难了解到目前相对50年前男性精液中精子数量变化的确切数值，以及明确出现这种变化的确切原因——如果确实存在可以引起男性精子含量减少的原因——但与先前相比，越来越多的男性出现生育问题，这一点却是毋庸置疑的。引起上述变化的原因可能为：气候的改变以及有越来越多的人意识到并接受了男性因素也可能会导致夫妇不育的观点。

# Q 日常生活中有哪些因素可以影响精子的数量?

一些我们日常生活中常做的事情可能会在一定程度上对生育能力造成影响。

**手机** 这是在患者中常常引起大家重视的一个话题。近期的一项研究表明，将手机放置在裤子的口袋中或使用手机较频繁的男性，其精子数量和活动率相对其他男性来说较低。但是，由于这项研究选取的样本量较少，而且除此之外还有其他很多因素会导致上述情况出现。所以，上述的研究缺乏强有力的证据，从而不能得出频繁使用手机会影响男性生育能力的结论。

**笔记本电脑** 经常会有患者向我咨询：他们习惯把笔记本电脑平放在大腿上使用，不知道电脑底部所释放出的热是否会影响他们的生育功能。欧洲前沿生殖医学杂志近期发表的研究显示：把笔记本电脑置于21—35岁的男性腿上一个小时，他们阴囊的温度上升将近一摄氏度。虽然温度上升持续的时间很短，但如果温度升高很频繁，阴囊温度下降的时间就会很短，这样一来可能会造成睾丸的生精功能发生不可修复的损害。所以，就我们现在所知的笔记本电脑产热对生育可能造成的影响来看，建议男性朋友减少在腿上使用笔记本电脑的时间。

**高温** 为了能够持续、高效地生成精子，睾丸的温度需要在一定的范围内，太热或者过冷都会造成影响。我们发现高温作业的工人或者长时间穿着紧身衣裤（如职业自行车运动员所穿的弹性短裤）的男性，其精子的生成受到影响，这是因为他们的阴囊无法散热，温度过高所致。（体温过低时，可以通过阴囊的收缩，使睾丸能够贴近机体在一定范围内来维持睾丸合适的温度，因此，低温的影响一般较高温小。）

**环境毒素** 我们已知环境中有一些有毒物质可以影响精子的生成过程。当环境中这些毒素的含量很低时，普通人很少受到影响，但对于在这种环境下工作或与毒物接触频繁的男性来说，其生育能力会受到影响。对机体可以造成伤害的有毒物质包括铅、镉、汞等金属；杀虫剂、二溴氯丙烷、十氯酮、溴乙烯及乙二醇（常常用于染料，胶水和墨水的生产）。

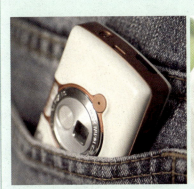
目前没有确切证据证实手机可以影响生育。

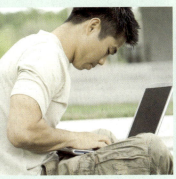
置于腿上的笔记本可以使阴囊的体温升高。

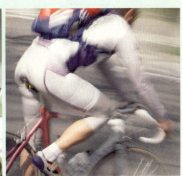
自行车运动员的运动短裤同样可以使阴囊的温度过高。

## 相关链接：**精液分析**

　　以往的精液检查只能检测精子的数量，而目前的精液分析检查的项目较过去更加详尽，包括了精子的活动率(快速运动的能力)和精子的形态学表现（结构）。精子的活动率不好（弱精子症）意味着精子不能向前直线运动或者不能快速游动。根据精子的活动率情况，可以将精子分为A B C D四个等级（这也称为精子的级数）。

- ◼ A级精子　快速，直线向前运动
- ◼ B级精子　速度较慢，而且非直线向前运动
- ◼ C级精子　不向前运动，左右移动
- ◼ D级精子　静止状态，没有任何运动

　　在精液质量分析中，检测的全部精子必须按以上等级加以分类。目前认为，精子活动率正常时，A级精子比例应大于25%或A+B大于50%。如果C或D级的精子比例超过50%，那么该男性可能会存在生育上的问题。精子总数提示实际上男性所产生的精子的数量，当精子总数较低时（低于2千万/毫升）就称之为少精子症；而完全检测不到精子称之为无精子症。

### 生活方式因素对**精子运动**的影响

　　精子活动力差可能受以下因素影响：

- ◼ 药物
- ◼ 酗酒
- ◼ 吸烟
- ◼ 不合理膳食

　　如果发现生活中存在以上因素并影响了精子运动，可以按第五章、第六章的方法改善生活方式，以加强精子活动。

## 显微镜下的精子形态

　　**精子可以有多种多样的形态**。他们的头部在大小和形状上有很大的不同，（可以出现双头精子），同时，精子中间的部分和尾部也可以出现畸形（例如，有的精子尾部出现弯曲，这可以影响精子向前游动）。形态异常的精子数目较多时可以导致男性生育能力下降，使得伴侣受孕困难。

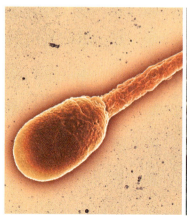

**正常精子** 快速沿直线活动。

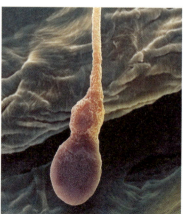

**精子头部畸形** 这将影响它们游动能力。

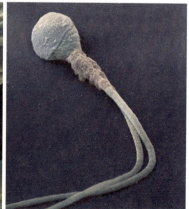

**运动力**将受到严重削弱，如果精子具有双尾畸形。

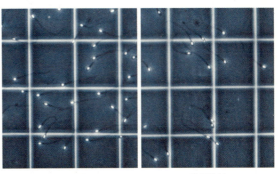

| 正常计数 | 计数偏低 |
|---|---|

# Q 我的精子数量为"轻度减少"，这是什么意思呢？

**轻度的少精子症**是指你仍然有功能正常的精子。首先，你和你的伴侣应该尝试改变一下生活方式，改进健康状态，从而创造最大的怀孕机会。

其次，当男性精液中活动精子总数在3—5百万之间，可以考虑使用精子注入技术（IUI）（见56页）。但是，前提是女方必须有一侧输卵管功能正常，而且能够进行促排卵治疗（146—147页）。在这种情况先进行3—4个周期的IUI，达到的受孕率大约是15%—30%。

对于活动精子总数为1—2百万的严重少精患者，如果上述治疗不成功，IVF将是其第二选择（147—159页）。

# Q 我的精子总数很低，是否还有怀孕的希望呢？

**精液检查出精子密度**低于5百万/毫升提示严重的少精子症。通常是遗传因素导致的，大约7%—10%的少精子症患者可以检测出基因存在缺陷，以Y染色体的某种遗传物质的缺失最为多见。而且，这种由于基因缺陷造成的不育很有可能会遗传给男性胎儿，此外，还会增加某些先天性畸形出现的风险。

如果发现存在有活力的精子数目较低时，可以选择胞浆内的单精子注射（ICSI）和胚胎移植（IVF）技术（实际而言，这种技术仅需要一个精子就可以完成）。单精子分离和卵细胞注入技术，于1992年首先在比利时成功实施，现在已经成为一项治疗男性不育的主要的技术。

# Q 什么是无精子症？

**精液检查提示精液中不含精子称为无精子症**，包括了非梗阻性和梗阻性无精子症。非梗阻性无精子症最常见的原因是睾丸生精功能衰竭，可能由隐睾症、激素水平或遗传异常（如克兰费尔特综合征）及放疗化疗后睾丸损害引起。这种类型的无精子症患者应该进行遗传学检查，因为15%—30%的患者可能有性染色体数目异常或者染色体结构异常。

梗阻性无精子症患者睾丸的大小和精子的数量是正常的，无精子的原因是睾丸的梗阻，例如：输精管复通失败或者衣原体和淋病的感染（见18页）。当上述情况出现时，可以在局麻下进行手术穿刺吸出精子（其中有些精子并不成熟）。目前主要有两种手术方法：经皮附睾穿刺和睾丸活检。取出的精子在体外通过单精子注射（ICSI）技术，直接注入卵细胞中。这样的过程和这样的受孕率与自然怀孕率基本一致。输精管结扎后复通也是治疗梗阻性无精子症的重要手段，80%—90%的手术病人术后精液检查可出现精子，其中40%—50%的患者可以在两年内使妻子怀孕。

虽然无精子症是一种不常见的疾病，但借助于各种先进的辅助生殖技术，尤其是ICSI，75%的病人通过治疗可以达到生育目的。

# Q 精液检查还包括哪些项目？

**精液检查**可以较全面地反映男性生殖功能的各个方面，因此逐渐成为常规的检查之一。精子密度和活动力是影响受孕的重要因素，但为获得更加全面的信息，精液常规检查一般还包括：

- 精液酸碱度。正常为碱性，pH值约为7.2—8.0
- 精液黏稠度。精液过于黏稠限制了精子的游动，抑制了精子活力，一般的原因是精液中存在抗精子抗体。抗精子抗体是一种自身蛋白分子，可以使精子与精子、精子与宫颈黏液发生交连，因而阻碍了精子的游动以致影响正常的受精。如不能明确判断是否黏稠，可进行宫颈黏液通过实验即混合凝集反应（MAR），正常男性的结果通常低于50%，对生育不构成影响。

- 抗精子抗体。抗精子抗体在正常男性体内是不存在的，一般是由于手术或外伤破坏了血液—睾丸屏障，血液接触到了睾丸组织诱发形成了抗精子抗体。这种抗体容易与精子的头部结合，因而影响到精子的正常运动，也影响了对卵子的识别，尤其高浓度抗体可严重影响受孕。

- 圆细胞数量。不成熟精子细胞和白细胞在普通显微镜下形态相似，均为圆形故统称为圆细胞。圆细胞比例增加提示生殖系统感染，这种感染可以造成生殖管道的梗阻，以致永久性的不育。

## Q 进一步的精液分析还包括那些？

**目前研发了**一些更加先进的精子功能实验，可以提供更加细致的信息，但学术界对实验方法与结果都存在不少争议，所以这些实验还不是临床的常规项目。如果常规检查不能查明原因欲进一步明确可以做以下方面的检查：

- DNA断裂。这种检测在美国已经普遍应用。染色体上的DNA承载了遗传信息，如果精子携带的DNA轻度受损，也许其仍然可以使卵细胞受精，但是如果精子受损严重时，就不能与卵细胞受精，或者即使能使卵细胞受精，也可能发生胚胎停育及妊娠期流产。目前，科学家可以扫描出DNA的片段或者染色体的畸形。精子中约有2%—13%的畸形率，虽然年龄可以增加畸形率，环境、生活方式包括吸烟和饮酒同时也会对精子畸形率造成明显影响。DNA的损害可以是先天

性的，也可以由环境和食物中的射线导致（见55页）。同时，改变生活方式也可以改进男性生育能力。

- 染色体的非整倍性。当染色体出现异常的增多或减少时会出现染色体的非整倍性。这可以导致基因的异常，有时还可引起胚胎发育停滞，或者其他异常例如21三体综合征（或唐氏综合征），这将会导致胎儿畸形。在DNA发生断裂的精子中，出现染色体非整倍性几率较大，我们可以通过两种特殊的检查方法来判定：1.精子染色质散射实验（SCD）；2.荧光原位杂交（FISH）。

- P34H水平。研究发现：在受精过程中，P34H起到重要作用，精子表面的P34H蛋白缺失或者呈现水平下降可以导致男性生育能力下降。这种蛋白作用于受精的过程，所以，其低水平呈现或缺失在某些情况下可以是导致原因不明的不育的原因。这是一项新的检查项目，虽然在美国已经应用于临床，但在英国，却仅在少数的医疗机构中开展。

## Q 除了精液检查，了解男性生育能力还需要进行哪些检查？

**精液检查是对男性生殖功能最直观的检查**，可以对男性生殖功能作出明确的判断，但如果想要明确男性不育症患者的确切病因，必须经过其他检查。首先可以检查血液中性激素的含量，一般常规检测睾酮（T）、泌乳素（PRL）、卵泡刺激素（FSH）和垂体生成素（LH）。如果哪一项激素水平低导致不育，可以进行补充疗法。如果睾酮水平低，同时FSH、LH水平升高则提示睾丸的病变，这种情况下可以考虑取睾丸组织活检以证实睾丸是否还能够产生精子（见57页），如果可以我们就可以采用细胞内单精子注射（ICSI——见155页）。

除此之外，如果想要明确是否有睾丸的受损，是否发生其他的病理改变，或者是否存在基因的缺陷，还需要进一步的检查。细胞学检查可以明确感染的类型，而感染可以导致睾酮的生成减少和精子数目的下降。超声扫描可以用来检查精囊、睾丸、附睾、前列腺和输精管的生理情况。而且，为了进行遗传学的评

**吉塔博士的小提示：**
如果你的精液检查结果很不理想，**不要放弃希望**，我们还有**很多方法可以帮助你**。

# 个案分析

当自己的爱人简进行生育检查时，斯图亚特并没有什么感觉，但现在轮到了自己来进行检查，斯图亚特很坦白地说，他感觉这次检查对于他来说是一次痛苦的经历。

**斯图亚特**：我检查的那天一直都很担心。以前只听说过别人进行过这方面的检查，可是从来也不会想到自己有一天也要做检查。在我去医院的那天，我一直在想，如果取不出精液怎么办？如果碰巧遇到熟人怎么办？到了诊所，护士很和善，但是自己总感觉很难为情，好像所有人都知道自己来医院要做什么。后来我来到一个很小的房间，并试图在此取得标本，但由于当时十分紧张，使得取精变得更加困难。外面人们的谈话也让我感觉怪怪的。当我走出房间时，面对候诊室里坐满的病人我感到十分难为情，很想把标本藏起来。当一切结束，离开诊所时，我不停地在想：如果检查提示我的精液中没有精子怎么办？如果我不能生育怎么办？以后自己的生活将会如何？简将如何面对这个事实？五天后我返回诊所取回我的检查结果，这个过程似乎有些复杂。当时我只想知道：我是不是有生育能力？我的医生向我解释了检查的结果：我精液中精子的数量是正常的：7千万，但是，精子的活力较差，而且畸形精子的比率很高。医生告诉我，针对我们的情况，进行IUI是一种常规治疗手段，但即使如此，就目前的状况，也可能需要等待一段时间才能够实现受孕。所以，我们决定慢慢来。首先，我需要调整一下生活方式，我平时吸烟、喝酒，而且长期处于压力的状态之下，所以，我将努力改变这些情况，并在4个月内进行复查。如果检查结果仍然没有改善，我们将会考虑采纳医生的建议。

告知男性患者进行精液检查并非难事，但是，男性面对自己的生育方面的相关检查，内心却充满了焦虑，他们需要家人和医务人员更多的支持。

估，约4%的精子总数少于5百万/毫升的男性和15%无精子的男性存在染色体的异常。

## Q 心理因素如何影响男性生育？

**男性通常认为生育能力与男子气概相关**，社会又往往对这种思想推波助澜，所以，对于男性而言，发现自己存在生育方面的问题将是一个很大的震惊和巨大的心理打击。男性常常会认为自己让伴侣失望，并因此而产生了强烈的内疚感。因为，他认为，由于"自己的错误"使得伴侣经受了种种折磨。所以，男性不育的患者出现沮丧和挫败的情绪不足为奇。而且，当其精子质量没有改善或者其本人或伴侣同时需要生育治疗才能达到怀孕目的时，这种沮丧和挫败感会变得更加强烈。同时，常常会出现性无能的问题，或者因明显的不公引起的愤怒感，这都会导致夫妻关系的紧张。

在这种情况下，为了帮助男性患者保持一种乐观的心态，女方的支持十分重要，此外还要寻求专家给予医学上帮助。夫妇之间保持沟通和交流很重要，虽然在这种情况下对于男性而言比较困难。此外，向治疗专家和咨询医生进行咨询也会有所帮助。

# 问卷调查：你对男性生育能力了解多少？

如果你已经阅读过本章内容，你现在就应该能够对自己的生育能力做出评估，并且可以明确你要采取的措施以提高自己成为父亲的可能。选"是"可以获得一分，然后你可以根据结果了解自己的生育水平。

你是否曾经患有性传播感染？

是□　否□

性传播感染可以造成生殖道的阻塞和不育，而且可以同时影响女性的生殖能力。（见18—19页）

你是否有勃起功能障碍或射精方面的问题？

是□　否□

这个问题在已婚男性中很常见，你可以参照72—73页了解出现这种情况的可能原因以及对此的治疗措施。

你的年龄是否已经超过45岁？

是□　否□

精子质量因年龄增大而逐渐变差，超过45岁的男性，其精液中异常精子出现的比例相对较高（详见48页）。

你是否患有癫痫、糖尿病、高血压等疾病？

是□　否□

一些潜在的临床疾病可能降低男性的生殖能力。患有癫痫病的男性常常出现生育问题，而对于糖尿病、高血压的治疗，很容易导致男性的勃起功能障碍从而影响生育能力（见52页）。与你的医生就此问题讨论一下。患有以上每种疾病记一分。

你是否定期服用药物？

是□　否□

某些药物会影响男性的生育能力或者勃起功能（见52页）。你需要与你的医生对此进行核实。

你是否在青春期或成年后患过腮腺炎？

是□　否□

感染腮腺炎病毒可能损害睾丸的生精功能。

你的腹股沟或睾丸是否受到过外伤？

是□　否□

这些可能损害精子的生成（见53页）。

你是否做过隐睾手术？

是□　否□

如隐睾未进行手术治疗，可能会影响睾丸的生精功能。你需要进行精液的检查来核实是否已经受到影响。

你是否做过输精管结扎后复通或腹股沟疝手术？

是□　否□

这两种手术都有可能破坏血睾屏障风险（详见52页）。

你工作的环境是否处于高温状态或者常常接触有害物质？

**是**☐ **否**☐

目前，已经明确上述两种因素均会对精子的生成造成损害（见55页）。

你是否尝试要孩子，并且较频繁的进行没有避孕措施的性生活超过一年？

**是**☐ **否**☐

即使你已经有孩子了，当你的孩子出生之后，你仍然可能会出现生育方面的问题。

你是否只在特定的时间内进行性生活（主要在爱人排卵期，或者排卵前后），而其他时间保持禁欲？

**是**☐ **否**☐

研究显示，这种做法降低了您妻子的怀孕机会（见51页）。

## 你的分数

**0—3分** 虽然你的得分很低，但你仍需要确定：答案为"是"的三个问题是不是影响你生育能力的原因。不要认为一切都很正常，尤其是当你已经尝试一年以上却仍未怀孕时。

**4—7分** 你的生育能力可能已经受损。你应该查明是否存在有影响生育的因素。你需要进行精液检查，并考虑是否需要调整一下饮食和生活方式从而使你的生育能力达到最佳。

**8—12分** 您可能已经存在有生育方面的问题，并就进一步的检查咨询专家的意见。目前有很多技术可以帮助那些诊断为不育的男性，你就诊的时间越早，那么成功的机会越大。

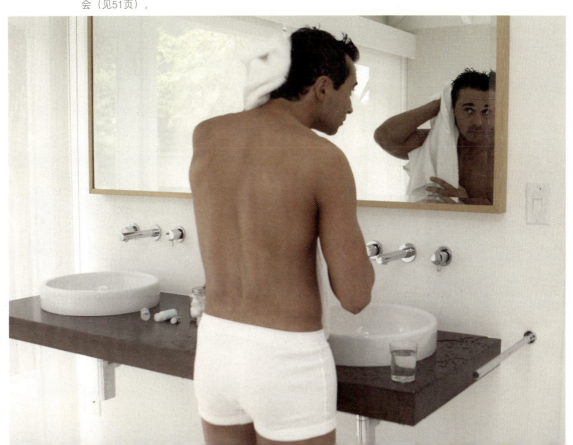

"不要让急于受孕的心情破坏夫妻**性生活的乐趣**，关键是彼此保持良好的**沟通**。"

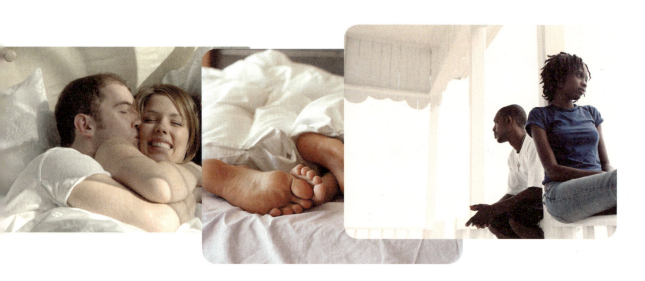

# 第四章
## 性和激情

# 第四章： 性和激情

> 许多夫妻在准备怀孕的时候性生活变得刻意且毫无激情。对长期、稳定的婚姻关系来说，找回夫妻之间的乐趣和亲密是非常重要的。这一点，毫不夸张地说，可以解决很多夫妻之间的问题，不仅是增进夫妻双方的快乐，更能增加受孕的几率。

## Q 怎样的性生活频度合适？

很多准备怀孕的夫妻常有这样的习惯，他（她）们只在排卵期前后同房，对此他（她）们有种无言的默契。在每个月的那几天中，他（她）们觉得有必要性交，当然在这期间他（她）们也只能有几次性生活。在这个月的剩余日子里，什么都没有发生，因为做了也是"无用功"。这样做显然有两点不利影响。首先，如果要想受孕你们应该有尽可能多的性生活，以使受孕的几率达到最大。其次，如果你们只在每个月的有数几天性交，那么等到下个月再次性交的时候，射出的精子都已经"老化"了。结果精子有很高的概率或失去活力，或畸形，或死亡。对男子来说，保持生殖能力需要通过射精定期更新精子。如果男子不经常射精，妻子妊娠的机会就会受影响。

要知道卵子在排卵后24小时之内有受精能力，而精子在女性生殖道中可平均存活2—3天（有可能更长时间），所以保持生殖道中精子的数量非常重要，需要有大量新鲜、有活力、健康的精子存在并准备使卵子受精。

## Q 计划怀孕会对性欲有影响吗？

据我所知有大约90%的夫妻承认，准备怀孕对他（她）们的性生活产生了不同的影响。在准备怀孕的早期，许多人发现他（她）们的性生活变多了，因为他（她）们从各种各样的避孕措施中解放出来了。事实上，这种情况他（她）们从未遇到过。绝大多数的妇

女在整个育龄期都在设法避孕，突然不用再考虑这个烦人的问题让她们身心解放并"性"致勃勃。

对于其他大多数我所见过的夫妻来说，他（她）们的性生活在确定受孕计划后很快就遇到了问题。通常这会发生在4—5个月之后，这时如果还没受孕，焦虑、紧张的情绪将在家庭中蔓延。当性生活变得"有计划"，其质量在开始就可能下降。所以，如果你就身处这样的窘境——生活不再和谐，欲望不再高涨——要知道你并不孤单。让我们来帮助你吧，其实你只需再多努力一点、和你的伴侣好好沟通一次，你们的夫妻生活就能重回正轨了。

## Q 我担心我们的性生活已经沦为"造人"的过程，不再有快乐了，我该怎么办？

性生活是一种习惯：你做得越多，你就越习惯去做，也就越渴望去做。如果你现在的情况是：你们进行性生活的唯一目的是准备受孕，那么在性生活中你就应该更投入，你越投入，就越能从那种尴尬的境况中脱身出来。这种"造人"性生活不仅影响你们受孕的几率，同时也会影响你们夫妻关系。因为你们的性生活变得机械而乏味，你的躯体语言不再自觉地和伴侣分享快乐和亲密，会让他（她）觉得你是有图谋的并警觉起来，而这将造成伤害。我的经验是：如果你和伴侣丧失了情感上的交流，你们将不再坦诚，最终彼此将无法沟通。这将使你们的关系遭到重创。因

# 哪些激素与我们的**性需求**有关？

许多激素都独立发挥作用，影响着我们性需求的高低，但是它们的作用机制并未完全清楚。在这些激素中，雌激素和雄激素是最重要的，当然其他激素也会影响到我们的性快感。

**雌激素** 由卵巢产生，主要作用是使阴道充分润滑、有助于性快感的获得。雌激素水平在育龄期妇女中明显偏高。因此绝经后妇女会体验到阴道干涩和性欲减退。有报道说有些妇女性需求最高的阶段也正是最适合怀孕的时期，两者是一致的，因为那时候雌激素大量分泌，有助于精子的存活。

**雄激素** 男性由睾丸产生，女性由卵巢产生，负责驱动两者的性欲。步入老年期的男性雄激素水平会逐渐下降，并引起性欲减退。同样，女性的雄激素水平在20岁前达到顶峰，之后开始下降。

**5-羟色胺** 人体中的5-羟色胺有95%是胃肠道分泌的。它在调节人的情绪方面（如愤怒）扮演着重要角色，同时它还能调整人的睡眠、体温和性行为。5-羟色胺的存在使女性能感受到舒适、性满足和放松。

**多巴胺** 这种化学物质由下丘脑分泌。主要作用是抑制垂体分泌泌乳素。多巴胺通常被认为与大脑的激动系统有关，它能传递代表快乐的感受，如吃饭、做爱。

**催产素** 该激素由下丘脑产生，由垂体分泌。它在男女两性的相识和结合中发挥作用。它同时具有一些减压作用，诸如降低血压和糖皮质激素的水平，减轻焦虑，提高对疼痛的耐受力。

男性和女性在性高潮时均能分泌催产素。对女性来说，被爱抚和接触、乳头被刺激、高潮时子宫的收缩均会导致催产素的分泌。催产素的效果是与雌激素的水平密切相关的：当雌激素的水平升高时，催产素的效果明显提高。不容置疑的一点是：女性在排卵期对爱抚更敏感、性欲更容易被唤起，此时她们的雌激素水平是最高的；这与她们在月经周期的其他时候雌激素、催产素水平较低情况下的表现有显著的差异。

男性和女性如果得不到伴侣足够的爱抚，体内的催产素水平就较低，这会导致体内糖皮质激素的升高。随着催产素水平的下降，它所具有的结合男女性力量的减弱，最终会导致夫妻关系的逐渐恶化。

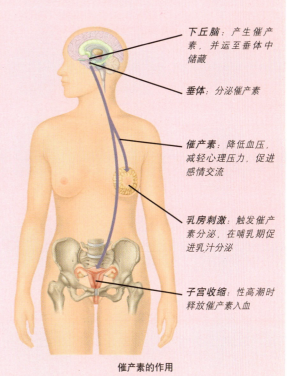

**下丘脑**：产生催产素，并运至垂体中储藏

**垂体**：分泌催产素

**催产素**：降低血压，减轻心理压力，促进感情交流

**乳房刺激**：触发催产素分泌，在哺乳期促进乳汁分泌

**子宫收缩**：性高潮时释放催产素入血

催产素的作用

此，向你的伴侣说出你的感受吧，这经常是解决这些问题的关键。

## Q 应该让我的伴侣了解我的月经周期到什么程度？

**我经常提醒一些女性朋友**：没有必要让你的伴侣了解你的周期的每个细节。我的建议是避免和他们谈论这些细节：诸如阴道分泌物的性状、体温的变化。这些细节对唤起他们的激情毫无用处。事实上他们告诉我这让他们很迷惑。特别是当你想让他与你共浴爱河时，他并不需要知道你做的每一件事。

如果你们正在接受不孕治疗，你们会发现对于生育的方方面面你们了解得比任何时候都多。我认为当你们一起努力孕育的时候让你的伴侣知道你的月经情况很重要，因为这可以让你得到他真心的支持。你有很多机会与你的女性朋友交流，不用向你的伴侣不择时机的喋喋不休。

## Q 如何激发性欲？

**你们都应该问一下自己**：怎样的刺激经常激发你的性欲？忘掉你们在孕育新生命，试着想明白什么能够勾起你的爱欲。对应于男性和女性的答案是截然不同的。男性的性冲动经常是自发的。另外男性的性冲动常会被强烈的视觉刺激、新奇的感觉唤起，还有一些人需要通过性幻想甚至角色扮演来唤起性欲。而女性则是另一种情况，她们的性冲动常被心情所左右，她们需要伴侣的细语呢喃，需要亲昵的动作，需要一种被信任、被爱、被需要的感觉。视觉的刺激是次要的，但性幻想常常能有效唤起她们的性冲动。女性一般都不需要性爱，除非在她们

感到放松、没有压力时，而男人常通过性爱释放压力。

事实上对女性来说，不能通过一起观看色情DVD来唤起她们的性欲。相反，如果你为她精心准备一顿晚餐，或者不用提醒就洗个澡，或者把早餐端到她的床前，这时的她更愿意和你共浴爱河。

有时你们并不需要讨论这个话题，特别是如果你们都沉浸于性幻想时最好不要讨论。但是如果你们因为迫切想要孕育新生命而让你们的夫妻生活陷入困境时，你应该和伴侣好好讨论一下如何激发你们的性冲动。

## Q 是不是只要伴侣愿意男性随时都可以性交？

**这是一个关于性的荒诞的说法**，如果女性因为在排卵期而决定性交时，这种说法就显得更靠不住了。有时有些女性是如此的不顾一切，她们并不需要（也不想要）任何前戏，不用培养情绪以唤起自己和伴侣的性冲动。她们认为任何情况下男性只要有一半的机会都会非常热衷于性生活，所以何必浪费时间在前戏上呢？她考虑的所有问题都集中在能否受孕上，所有浪漫的想法都被扔在脑后了。

然而，对很多男性来说（其数目大的让人吃惊），被呼来唤去规定时间和地点必须和伴侣做爱，让他们觉得自己是一台移动的精液机器，这种想法让他们觉得非常难受，易导致男性性功能障碍。有几位男士曾向我透露，他们的伴侣一旦发现排卵的迹象就会给他们发传真或E-mail，让他们马上回家，甚至必须取消既定日程。可以肯定的是带着怒火和怨恨回家的男人与充满挫折感的女人之间会爆发一场"口水战"，他（她）们也不会有性生活。有时发生这种情况是因为男性没有按照指令"做事"。

## Q 女性性交困难有什么原因吗？

**很多期待受孕的女性**反映阴道干涩、性交疼痛。不幸的是，所有的阴道润滑剂，包括水性的和油性

的（甚至唾液）在严格的体外实验中均被证实会对精子的活动有副作用。理想的情况下避免使用任何润滑剂，而花更多的时间在爱抚和前戏上，以刺激自身的腺体分泌润滑液。如果这种方法不起效，你最好在外阴和阴唇上涂抹少量的润滑剂，不要冒险性交而造成疼痛。

大多数以往有非常和谐性生活的夫妇，在计划受孕的几个月后发生性交困难的不多见。和以前一样，如果发生这种事重要的是你应该放松并和你的伴侣交流。如果你对此很担心，你可以告诉你的医生。这可能与你的年龄或性激素的变化有关。试着少用卫生棉条，不要束皮带，因为它们有可能造成你的干涩。改变生活方式、调整营养结构会有所帮助。

# 相关链接：关于性反应

**性反应可分四期**：兴奋期或唤醒期、平台期、高潮期、消退期（此时身体渐恢复到正常）。男性和女性都会经历这四期，但其中有些细微的不同。男性的兴奋期很快就能到达平台期，在女性这一过程较慢；双方的性冲动在高潮期到达顶点，当然他（她）们可以同时或先后到达高潮。

女性可能会有一段较短的平台期，跟着达到一个高潮；也可能一段较长的平台期接着几个高潮；或者平台期后没有高潮，但接着一个较慢的消退期。所有这些经历都会使女性非常满足，而男性则显得有些无所适从。当然女性不一定要有高潮才会对性生活满意。

一次性交后到再次勃起前的这段时间称为男性的不应期。通常随着年龄的增大，不应期也会相应地延长。女性没有不应期，相反如果在一次高潮后经过适当的刺激，她们可以很快再次性交并更快达到高潮。

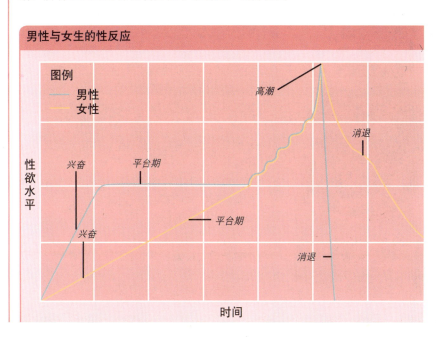

**男性与女生的性反应**

图例
—— 男性
—— 女性

性欲水平

兴奋

平台期

高潮

消退

兴奋

平台期

消退

时间

## 有关**性高潮**

每个人的性反应是不同的，甚至每一次性交的性反应都会不同。

性高潮时心率倍增，血压升高，并引起催产素的释放。

女性不用达到性高潮就能受孕，男性则要到性高潮才能射精。

# 相关链接：恢复协调的夫妻关系

**夫妻关系**常会因为孕育计划受损，如果经过几个月的努力**仍未受孕**，情况就会更严重。

我见过很多对夫妻他（她）们的关系紧张，随之而来的是他（她）们的性生活也出现了问题。他（她）们来找我，想搞清楚为什么会这样，今后该怎么办。性生活和夫妻关系有着错综复杂的联系，常常是一荣俱荣，一损俱损的。

现在有很多心理学方面的书谈到性的问题。这些书让人们相信他（她）们现在所遇到的所有"性"问题都与幼年生活有关。当然对有些人来说是这样的，他（她）们早年曾遭受虐待，无论是言语上、肉体上、精神上甚至是性虐待，对成年后的生活有非常严重的影响。但绝大多数人遇到的性生活困扰都是最近发生的，也都是暂时的，这与未能如愿受孕影响了他（她）们的夫妻关系有关。

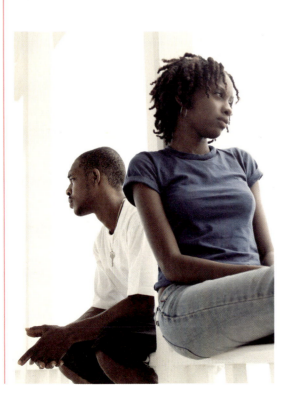

## 交流障碍

**我们经常下意识**的通过性生活和伴侣交流，这是一种情感宣泄的途径，当然有时是一些负面情绪。你们在暗自发怒、愤愤不平或备感挫折时应避免性生活。当然这会让你们错过一些偶然怀孕的机会。对于已经存在的问题你们应该开诚布公地好好谈谈，这对你们长期的夫妻关系有好处。

对照下面的问题，审视一下你们的夫妻关系是否受损:

- 你们是否随时随地都能吵架，休息一会儿后又开始接着吵?
- 你是否觉得伴侣说的每句话都是人身攻击?
- 你是否对伴侣的意见反应过激?
- 你是否对他/她怀恨在心?

知道你的夫妻关系到何种程度很重要，因为如果你觉得你们的夫妻关系受损了，就可以做些什么来使它恢复协调了。

**如果因为孕育计划**影响到了你们的性生活和夫妻关系，现在是时候正视问题了。

# 什么导致了性欲减退？

　　颇具讽刺意味的是，人们常在最需要进行性生活的时候——也就是准备受孕的时候——觉得他（她）或他（她）们的性欲开始减退了，他（她）们的性生活开始走下坡路。许多夫妻常用"我今天太累了"作为借口，事实上他（她）们害怕失败以及沮丧的情绪。人类性生活是很复杂的，性欲的唤起需要很多关键条件的成熟才行。你应该爱你的伴侣并相信他（她），但如果有其他负面的情绪作祟，就会抵消这些积极的情感，让你的性欲下降。

　　负面情绪如下：

- **紧张** 如果你是男性，你可能会担心扮演不好自己的角色，或者你并不像你的夫人那样渴望有个小孩，但你不能告诉她。如果你是女性，你可能会因为至今尚未受孕而焦虑，甚至怀疑自己能否生育。

- **悲伤** 你可能以前有过流产史，或者你会因为自己非得靠辅助生育技术才能怀孕而忧伤。

- **压力** 你可能因为必须要有性生活或必须怀孕而感到不堪重负。（更多的关于压力和身心联系见第五和第七章）

　　这些和其他一些负面情绪会轻而易举地使你们的性欲下降，反之，如果你们只是想要性爱而做爱的话，会使你的伴侣得到快乐的。另外，作为性欲减退的后果，这些负面情绪也会对身体健康产生影响（见72—73页）。

## 恢复步骤

- 弄清楚是不是自从计划受孕以来你的性欲真的减退了。

- 把你思考的结果和你的伴侣开诚布公地谈一次。

- 让双方多一些共处的时间，彼此分享心中的想法：希望抑或恐惧、失落。

# 个案分析

　　理查德和茉莉亚已经为受孕努力一年了。当期待怀孕的压力越来越大时，他（她）们夫妻关系的各个方面都开始走下坡路了。

**理查德**：我比茉莉亚花了更长的时间来决定是否已准备好要个小孩。虽然我已经34岁了，但我还是习惯晚上和朋友们一起出去玩，对于一个新生命给家庭生活带来的巨变感到担忧。

　　在我们作出决定的几个月后，性生活所能带来的乐趣和亲密就消失得无影无踪了。茉莉亚经常和我进行冗长的谈话，事无巨细地告诉我在她体内发生的每个变化，坦白地说这些起到了非常不好的作用，让我对她的排卵期感到害怕。性生活要听茉莉亚的指示，要看是不是在排卵期，而我发现自己越来越难以跟上她的要求了。茉莉亚开始抱怨我经常和朋友一起出去喝酒，要求我放弃社交生活，这让我对她产生了怨恨。同时在她规定的时间里我害怕回家。每个月月经来潮的时候，她就以泪洗面，非

常沮丧。我都不敢告诉她某某工友的老婆怀孕了。

　　茉莉亚觉得我不理解她，不像她那样渴望有个小孩。这就是为什么孕育计划让我们整个夫妻关系发生巨变的原因。现在我们觉得自己需要帮助，想从吉塔博士这儿得到一些建议，既能挽救我们的夫妻关系，又能解决生育问题。

　　在看过我的门诊后，理查德和茉莉亚开始意识到他（她）们应该多交流，避免心中产生怨恨和怒气。

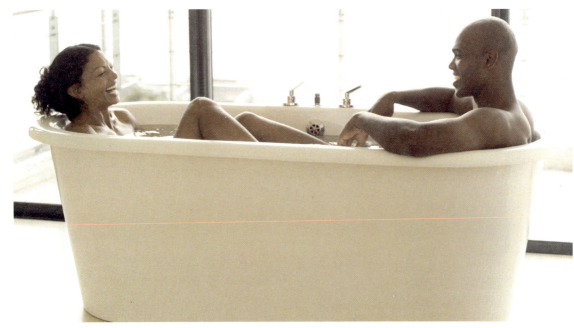

试着创造能激发彼此情欲的温馨场景，例如你们上一次共浴是什么时候？

**Q** 我们该怎样使夫妻生活重归和谐呢？

**你们应该摒弃某些想法**，例如：今天是"好日子"，为了受孕我们必须性交。不要再为你们是否在正确的时间、用正确的方式性交而忧虑，也不要再为是否有太多的精液流出来而担心了。好好享受性生活带来的乐趣吧。

在你们双方都感觉最舒服的时候性交。如果你在某个夜晚因为某件事而忙得焦头烂额的话，那你应该早点上床睡觉或者在其他时间过性生活。

每天按部就班的日常生活会消磨彼此的激情，所以要注意给夫妻生活带来一些新变化。你们可以在周末甚至是某个夜晚在邻近的旅馆约会，这会让你们有

重回恋爱时代的感觉，会让你们彼此有重新认识，会让你们忘记"造人"计划。

学会注意并赞赏对方所做的一切，让你们俩都快乐起来，不要老是抱怨、批评对方。

**Q** 不孕治疗会影响夫妻性生活吗？

**当夫妻双方意识到**他（她）们需要治疗"不孕症"时，最常见的情况是他们的夫妻性生活一下陷入了困境。他（她）们通常把性生活与受孕计划看做同一件事，现在这两者之间完全没有关系了，性生活还有什么意义呢？另外，如果夫妻中的一人（相对于双方都有问题而言）不孕或不育，他或她不可避免地将遭受心理的重创。即使拥有伴侣的支持，他或她们也总是觉得自己的男性或女性魅力大大下降了，当然也就造成了他（她）们的性欲下降。

但即使如此，你们也不应该陷入不再关心性生活的困境，这里有两个非常重要的理由。首先，你可能不知道有非常多的夫妻被诊断为"不孕症"，医生说

**吉塔博士的小提示**
当你们进行有关性的话题时，试着多理解对方的感受。

要怀孕必须治疗，但他（她）们却自然受孕了，这种病例非常多。过去很多年里我的许多病人，或是即将进行试管婴儿的、或是丈夫突然得了少精症的，自然受孕的不在少数。其次，夫妻性生活并不单是为了怀孕。它是夫妻交流的渠道，是快乐的源泉，是彼此关系的润滑剂，关系到夫妻关系的长远未来。所以，即使你们需要通过额外的帮助才能怀孕，你们也要记住性生活是你们个人及双方关系的重要组成部分。它对于你们个人的远期健康和夫妻关系的存续有益。

## Q 对伴侣的不孕症感到愤怒正常吗？

**这种情况经常发生**，但是这种情绪于事无补，缺乏建设性。如果你了解了以下的一些事实，你将不再愤怒。首先，不要自我否定。你的伴侣即使有不孕或不育的问题，也并不意味着你们不能为人父母了。很多不孕不育问题都已经被攻克了，其中很多问题事实上不用医学介入就自愈了。有时，我们只是要付出一些时间和耐心，改变一下饮食习惯或生活方式。我知道如果你想尽快受孕，这会让你不太舒服。我曾经遇到很多夫妻，他（她）们对自己的受孕概率感到担心，但当他（她）们稍微地改变一下自己的生活方式后，他（她）们如愿受孕了。

其次，不要无视你的伴侣，这很重要。因为这个人是你深爱过的。你之所以选择他或她并不因为他或她的生育能力，而是因为他或她的人格魅力吸引着你，让你爱她（他）、崇拜她（他）。即使你的爱人并不是世界上拥有最强生育能力的人又如何？他或（她）不是一直在尽力使你快乐吗？而现在你的爱人遭受重大打击，需要你的全力支持和理解，需要知道不管发生什么你会和他（她）共度余生。

如果你在这时让你的愤怒和失望爆发出来，你失去的将不仅是受孕的机会（通过紧张的情绪和压力），还会给彼此关系造成不可挽回的伤害。所以你应该关注的是什么能使你们快乐起来，应该像以前一样相亲相爱，应该勇敢地面对生活。

## Q 哪些医学因素会影响性欲？

**女性** 某些疾病或激素水平的变化会降低女性的性欲，这包括糖尿病、心脑血管疾病、甲状腺功能低下、抑郁症和焦虑症。盆腔手术后或泌尿道、肠道疾病也会让女性不想做爱。

有些药物会降低女性的性欲水平，甚至有可能造成夫妻性生活障碍。这些药物包括抗抑郁药，镇静药，抗组胺药和避孕药。

**男性** 很多疾病如心脏病、糖尿病会导致男性性功能障碍，而甲状腺疾病会影响男性性欲。

有些药物能够影响男性的性欲和性功能。抗抑郁药是最常被提起的会导致性功能障碍的药物，它被认为改变了大脑中某些化学递质的水平。抗高血压药如β-受体阻滞剂也被认为有导致性功能障碍的作用，有大约25%的勃起功能障碍是由这种药物引起的。其他对男性性功能障碍起作用的医疗因素还有抗焦虑和失眠的治疗（降低性欲）、胃溃疡的治疗（降低性欲，引起阳痿）和降低胆固醇的治疗（引起阳痿）。

**解决方案** 许多情况下，对身体疾病的治疗是有助于恢复性欲的，所以如果你发现身体出现了你不愿看到的症状，你应该看医生，获得明确的诊断。如果你怀疑处方药（或非处方药）有影响性欲的情况，你可以查看药品包装上的副作用说明。如果你还是很担心，告诉你的医生吧。他或她会给你一个可供选择的建议。记住看医生之前不要停用处方药。

# 相关链接：性生活障碍

不管是男性或女性都会**经历**或轻或重的**性生活障碍**，原因有很多，**有些是身体上的，有些是心理上的。**

可能只有少数人会承认他（她）们遇到了性生活障碍，但事实上我们中的很多人在一生的某个时段都会遇到这样或那样的性问题。不管是无法勃起或达到高潮，还是你和伴侣的性需求有差异，重要的是你们应该共同面对解决遇到的问题，尽最大可能完成孕育计划。

40—70岁之间男性

## 10%

有勃起障碍

**但很少有人去寻求医学帮助**

# 男性性生活障碍

**最常见**的男性性问题是勃起功能障碍（ED），这也同时会影响生育能力。所谓勃起功能障碍就是，反复出现阴茎无法勃起或"举而不坚"无法完成性交的情况。

一开始ED由身体因素或心理因素引起。前者经常发生在老年人身上，因为他们的身体状况较差，经常受到疾病困扰，诸如糖尿病、高血压、冠心病，这些疾病均会影响到性功能。而因心脏病或糖尿病服用的药物或接受的治疗也会降低老人的性欲（见71页）。

专家指出某些心理因素导致10%—20%的患者勃起功能障碍，这些心理因素包括：心理压力、内疚感、沮丧、自信不足和害怕性交失败。其他的因素包括吸烟和饮酒，因为这些会导致阴茎动静脉的血流不足，并破坏阴茎和睾丸的功能。

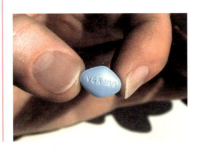

**伟哥**是很好的药物疗法，可帮助很多男人达到或保持勃起时间。

**治疗措施** 如果你遇到了上述的性问题，治疗将依据起因及问题存在的时间长短而定。如果你是最近刚发现的，除非你近期身体状况持续恶化，那么最大的可能是心理因素造成的。咨询一位泌尿科医师将帮助你发现一些隐藏的全身或内科疾病。如果没有什么异常发现，你就应该关注可能的心理或生活方式的原因，并决定是否应做出某些改变。

- 评估一下你是否处于极大的压力下：弄明白这种压力来自生活的哪一方面，并想办法改善这种情况。
- 改变生活习惯：戒烟、多运动、减肥、减少酒精摄入，做到这些可能就已经解决问题了。
- 即使是暂时的，你也可能需要药物治疗。"伟哥"可以放松阴茎动脉平滑肌，使其血流量增加从而勃起。
- 如果以上的措施都失败了，你就可以考虑用吸引器或手术治疗，这是有创的治疗措施。当然它对于那些非常严重的或因躯体疾病引起的ED病例有很好的效果。

你需要了解的是，虽然ED或"阳痿"更多见于老年人，但也不可避免发生在任何年龄段。

# 女性性生活障碍

**女性经常会遇到**一大堆性问题或障碍。最常见的是性欲低下，这会引起性欲唤起或保持的困难、达不到或不能达到性高潮以及产生性交痛。女性的性反应是多种因素综合作用的结果，包括健康和身体状况、情绪、既往的性经历、宗教信仰、生活方式及夫妻关系。如果其中的某个方面出问题，那她的性欲望、性唤起的能力和性满足度都会受影响。情绪障碍包括焦虑、心理压力和失落感，这些都会导致性生活障碍。同样，如果她感到身体不适，也会造成性生活困难。但除非她有某种身体上的基础疾病，为了提高性生活的质量，女性应该着重关注心理或夫妻关系的改善。

**治疗措施** 如果你正为上述的性问题烦恼，首先你需要确认是否有某种隐藏的躯体疾病在困扰你，或者你是否正在接受某种可能会降低性欲、引起性唤醒困难、阴道干涩的治疗（见第20—25页）。其次，你应该注意一下你们的夫妻关系是否存在裂痕而影响了你的情绪（见下面）。最后，评价一下是否你的某种生活方式对性生活有害（例如缺乏睡眠或压力过大——见第五章）。

## 金星和火星

- **女性需要**：更多的性刺激、悠长的前戏、亲密的拥抱和亲吻、浪漫的氛围和情感交流。
- **男性需要**：主动的性挑逗、火热的身体接触、有趣的性游戏和视觉刺激（看到女性裸体）。

# 共同面对

- 记住，和爱侣的身体接触并不会每次都必须以性交结束。应该养成和爱侣身体接触的习惯，不管是亲吻、拥抱还是抚摸，你要向她（他）解释你为什么想这么做、为什么这很重要，于是这种身体接触就不会每次都以性交结束了。
- 审视一下你目前的生活状态——你的饮食、睡眠、烟酒——所有的这些，尽可能有效改善你的性能力。
- 不要向彼此施加怀孕的压力，记住几乎所有的性生活障碍都和心理因素及怀孕计划有关。
- 对你的伴侣坦诚相告你的性偏向和性爱好，并准备在需要的时候改变你的性习惯。

- 不管是性生活时或平时每一天，要和你的伴侣时刻保持无障碍的交流。情绪在你们的夫妻关系中扮演着重要角色，如果他或她不知道你的想法或感受，你们的性生活将受到影响。如果需要的话，你应该就医，以针对病因治疗。
- 有很多书会告诉你如何与你的伴侣就性问题进行富有建设性而不是破坏性的谈话。你的家庭医师也可以帮助你，所以你也应该和他或她谈谈你的情况。

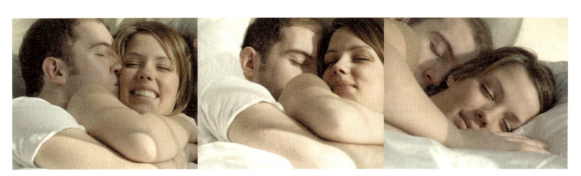

不要忽视你之所以与你的爱人在一起的原因，给双方一些没有性生活的身体接触的时间。

# 问卷调查：你的性生活

当你们准备怀孕的时候，性生活在你们日程中的位置可能高于以往任何时候。但让人觉得荒谬的是，它也可能是你们夫妻关系中受损最严重的部分。独立完成这篇调查问卷，每答一个"是"得1分，然后来看你的分数。在这篇调查问卷的最后，男性和女性的问题是不同的，其他问题双方都要作答。

**1** 自从受孕计划开始你们的性生活受影响吗？

是□ 否□

这非常常见，特别是如果你们已经为此努力了几个月后。

**2** 你们的性生活是否因为想要孩子而缺少新鲜感和快乐？

是□ 否□

这可能会减小你们的怀孕机会，并影响你们的性生活和谐。

**3** 你们是否更多是"设计"性生活，而不是让其自然发生？

是□ 否□

计划"造人"而不是追求快乐的性生活通常是有害的。

**4** 你是否常因为疲劳而不想过性生活？

是□ 否□

很多夫妇发现对他（她）们的性生活影响最大的是疲劳。当然，这也成为他（她）们受孕的最大障碍。

**5** 伴侣的亲吻和拥抱是否总是意味着性交呢？

是□ 否□

事实上伴侣的亲呢动作只是他或她想和你更好的交流，而不是要性爱。

**6** 你是否在你（或你的伴侣）最能受孕的时候倾向于限制性生活次数？

是□ 否□

这是一个流传很广的神话，认为这样做可以提高男性的性能力，事实刚好相反。

**7** 你们的性生活是否每周少于两次？

是□ 否□

很重要的一点是，你们在排卵期前后应该每两到三天最少有一次性生活，在月经周期的其他时间里也应有规律的性生活。

**8** 有没有发现自有受孕计划以来你在性生活中越来越难以兴奋？

是□ 否□

你可能意识到了怀孕给你带来的压力，这影响了你的性欲。另外，不是出于自然的性生活对男女双方都是一种误导。

**9** 自有受孕计划以来你们的夫妻关系受影响吗？

是□ 否□

性生活中遇到的问题会影响夫妻关系，反之亦然。当你们准备怀孕的时候就会忽视很多以前带给你们快乐的事。留点时间给它们吧。

**10** 你是否经常因为受到挫折、感到愤恨而逃避性生活？

**是**□ **否**□

试着和你的伴侣多交流彼此的感受，不要为了浪费受孕的机会而懊恼。长期良好的夫妻关系关键在于沟通。

**11** 自有受孕计划以来，你是否发现关于性的话题很难和你的伴侣沟通？

**是**□ **否**□

你们应该让所有的沟通渠道保持畅通，别让消极的情绪乘虚而入，这很重要。

**12** （对女性）你是否让你的丈夫了解月经周期的细节？

**是**□ **否**□

很多男性发现这是一种误导，别把每个细节都告诉他们。

**13** （对男性）你现在是否对她的排卵情况了如指掌，但事实上你并不希望如此？

**是**□ **否**□

如果她正在接受检查或治疗，你应该支持她。但你们可以在卧室之外谈论这些。

**14** （对女性）你是否希望你丈夫总是"性"能高超？

**是**□ **否**□

如果他不能达到你的要求，请不要惊讶。

**15** （对男性）你是否觉得自己是一台精液机器，而不是那个你爱的人的爱人？

**是**□ **否**□

找个合适的时间和你的妻子谈谈（不要用对抗的方式）。适当的幽默感会有所帮助。

## 你的分数

**0—3分** 总的来看你们的性生活非常和谐。虽然你们准备怀孕，但仍然能从性生活中获得快乐。但你们也需要注意其中的1—2个问题，它们现在还不太理想，不要让它们在未来的日子里出问题。

**4—7分** 看来你们的性生活出了点问题。有些问题——比如性生活的频率——很容易解决。但有些问题——比如性唤起的困难、性期望值过高等——还需要夫妻双方的共同努力才能解决。

**8—13分** 在你们的性生活形势恶化之前，你们要面对一堆有关夫妻关系的问题。危险的是这两者可能同时受到永久的损伤。再次仔细阅读本章节，对那些敲响警钟的问题多加留意，并努力试行其中提供的建议。和你的伴侣充分地沟通，让他（她）了解你的想法和感受，并去看医生，听取他们的忠告。如果你希望你们的夫妻关系存续下去，你应该多花点时间和精力改善你的性生活。

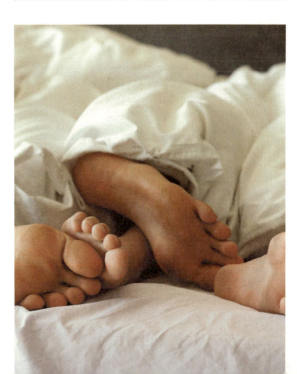

# "调整你的生活方式以增加你自然受孕的几率"

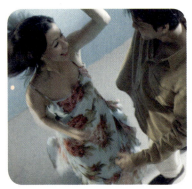
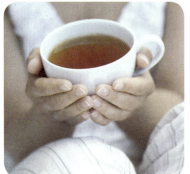
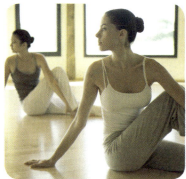

# 第五章

# 生活方式对妊娠的影响

# 第五章： 生活方式对妊娠的影响

" 毫无疑问，一个人的生活方式对其生育能力有着重要的影响，烟酒、焦虑、过量运动（或缺少运动）、工作压力过大，都可以降低怀孕几率。这一章主要是帮助您认识到需要改变的生活方式，要做到这一点，最好的方法就是每一周重点针对某一种生活方式进行改变。 "

## Q 饮酒对生育有影响吗？

**不管是男性还是女性**，过量的饮酒均可增加体内自由基的含量（见104页），从而影响人体正常的生育功能，并影响卵子或精子的生成。此外，过量饮酒还可影响身体对必需维生素以及矿物质（例如锌）的吸收。

对于男性，饮酒可影响精子质量，以及激素分泌。酒精可直接作用于睾丸，减少睾酮的生成，而使雌激素的生成增加，最终导致性欲减低，并影响到精子的生成。过度饮酒还是阳痿和不育的常见原因，研究发现，如果男性每周饮酒超过20单位（即每天饮酒约3单位），精子数量将明显减少，精子活动度降低，且畸形率增加（见56页），这样就会延缓其伴侣的受孕时间。

女性过度饮酒则可致闭经（见34页）或排卵异常。此外，孕期妇女如果每周饮酒超过14单位，特别是怀孕早期过度饮酒（见172—174页），那么其自然流产、妊娠并发症以及胎儿异常的几率将会明显增加。

## Q 饮酒如何影响到血糖水平？

**对于女性而言**，维持血糖水平稳定尤其重要，这可以保证其内分泌的平衡以及增加自然受孕的几率。酒中含有糖分，长期大量饮酒可导致血糖波动以及对酒精的依赖。

由此所导致的后果是，女性朋友要么喝更多的酒，要么去食用大量碳水化合物以维持一定的血糖水平。这两种情况均严重影响女性健康，尤其是女性的内分泌平衡，从而影响生育。

## Q 血糖波动时会出现什么症状？

**饮酒可升高人体内血糖水平**，从而使人体内血清5-羟色胺水平增加，这是一种可使人感到快乐的激素。有些人在极度焦虑时会依靠酒精来缓解压力，其原因也就在于此。体内血糖升高后，胰腺分泌更多的胰岛素，用于代谢血液中的糖，并将其运输到细胞内部供能。在20到30分钟内，血糖高峰开始下降，而由5-羟色胺所致的这种快乐感也会渐渐消失，这会使你想再喝一杯酒。当血糖水平急剧下降，体内肾上腺素水平增高时，人体会出现情绪波动、易激怒、精力下降等症状。这些症状在那些血糖水平不稳定的女性中非常常见。此外，这种现象还会导致肾上腺耗竭，这对内分泌及人的生育功能有严重影响。

# 相关链接：酒精多少适量呢？

理想情况下，一个人在准备怀孕时应该是滴酒不沾的。而现实情况下，很难能做到完全放弃饮酒的。而且目前并没有明确的证据证明，偶尔的饮酒会对生育能力有所影响，如果少量饮酒有助于缓解你的压力的话，它在某种程度上还可以提高怀孕的几率。所以我经常建议我的女病人，一周内饮酒不超过5个单位，男病人一周不超过7个单位。有研究认为排卵期不宜饮酒，所以我建议女士们在这个时期不要饮酒。

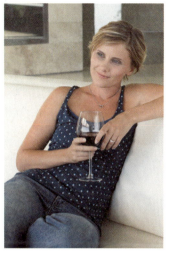

没有明确的证据证明，适量饮酒对生育能力有严重影响。

## 合理饮酒

比起几天不喝酒而突然一时暴饮来说，每日规律地少量饮酒对健康的影响更小一些。因为比起在几个小时内代谢掉一周积攒的饮酒量，每天消化掉少量的酒精对身体的影响更小。

## 1单位酒精是多少？

1单位酒精在体积上讲为10毫升，重量上讲为8克纯酒精。对于酒来讲，其对应量如下：

■ 半品脱普通啤酒或苹果醋（3%—4%酒精含量）相当于1单位酒精。1升（约2品脱）度数较高的啤酒（6%）含有约6单位酒精，1品脱约含有3单位酒精。

■ 1小杯（125毫升）普通葡萄酒（12度）含有1.5单位酒精，也就是说如果喝了1/3瓶葡萄酒（250毫升），你将会摄入约3单位的酒精。

■ 1小杯（25毫升）烈酒（40%酒精含量）约含有1单位酒精。标准杯的烈酒（34毫升）约含有1.5单位酒精。

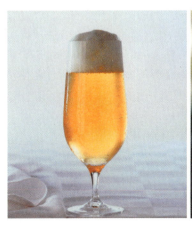

注意浓烈的窖藏啤酒可能会含有高浓度的酒精成分

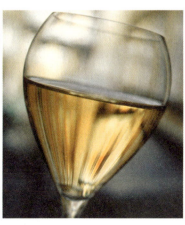

饮酒时建议选择一个标准大小的酒杯而非大多酒吧提供的大杯

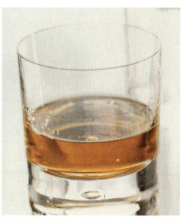

不要在酒吧里面一高兴，就被成倍的烈酒所诱惑了

## Q 我平时吸烟，这会影响到我的生育吗？

**目前对于吸烟是否直接伤害女性生育**功能的说法基本是一致的。香烟里含有大量对身体有害的物质，如镉、铅、尼古丁等，这些物质对子宫内膜以及卵巢功能有很大的影响，此外这些物质还有致癌作用。长期吸烟会降低体内必需维生素、矿物质，如锌、硒以及维生素 C 的含量。吸烟还对宫颈黏液的分泌有影响，还会影响到人体的内分泌系统，从而导致内分泌功能失调。

研究发现，女性吸烟者其受孕能力较正常人低40%。吸烟可影响卵子的发育，而且会造成DNA的损伤，这样会导致卵子不易受精，即使受精卵着床后也易发生自然流产。总之，吸烟会使你的生育年龄减少10年，与不吸烟的人比较，长期吸烟者绝经期的到来时间会明显提前。

## Q 娱乐药物对生育功能有何影响？

这个世界上没有哪一种娱乐药物是安全的，也谈不上安全剂量的问题。所有的娱乐药物均对生育功能有影响，这些药物或对精子的生成有影响，或对性激素的生成有影响。虽然说这些药物对人体的作用都是可逆的，但这需要数月（甚至数年）的时间，而如果你在这段时间怀孕了，胎儿就会受到体内药物的不良影响。如果你只是偶尔使用一次娱乐药物，也需要立即停用。如果已经对药物产生了依赖性，你应该寻求专业帮助使你尽快停药，以保证能够生一个健康的宝宝。

**大麻** 吸大麻尤其对男性的生殖功能有影响，其中所含有的四氢大麻酚(THC)与睾丸素结构类似，少量地摄入就会影响体内睾丸素的水平、减少精液体积、降低精子活动度、使精子异形率增加，数目减少。大麻对性欲也有影响，吸大麻的人很难有满意的性生活。对于女性来讲，大麻可以降低卵子质量，并干扰正常的排卵过程。吸大麻的人其阴道分泌物中也会含有少量的THC，精子与其接触后活动度会严重受影响。

**可卡因、鸦片、兴奋剂** 这些药物对男性和女性的生殖功能都有严重的影响。男性会出现性欲下降、精子形态异常、数量减少等问题，而且还会有一些遗传问题。女性则会出现排卵异常、月经不调、卵巢储备降低等问题，服用这些药物还可以明显增加胎儿畸形的危险。可卡因可破坏输卵管的功能，明显增加自然流产的几率。它也可以通过胎盘，影响胎儿的发育，使得宝宝在出生时就有药物依赖的问题，出现严重的戒断症状及大脑发育异常。

**合成类固醇** 服用这种合成类固醇的健美运动员（多为男性），在短期内就会出现严重的副反应，因为这种药物可以影响到激素的分泌。这会导致睾丸功能严重受损，在几个月的时间内产生的精子数量明显减少甚至停止。精子的形态及活动度也会明显受影响（见56页）。另外，它还会降低人的性欲。这种副作用需一年到三年的时间才能慢慢消失。

**Q** 我丈夫经常吸烟，他必须得戒烟吗？

**与不吸烟者比较**，吸烟男性的精子数目减少30%—70%，其精子外形及功能异常比率高，精子活动度也较差。对于30岁至50岁男性，吸烟可造成每年约120 000例阳痿病人。所以，吸烟可以严重影响受孕几率。

**Q** 戒烟后多长时间生育能力会有所提高？

**研究指出**，吸烟者在戒烟后一年内与不吸烟者妊娠几率相似。即使是戒烟后两个月，那些接受IVF的夫妻的受孕几率也有明显增高。

**Q** 吸烟如何影响IVF治疗的成功率？

**相比较不吸烟者，吸烟的女性**在接受IVF治疗时需要接受两倍以上的尝试次数才能怀孕。他们需要高剂量的卵巢刺激剂（促性腺激素），而着床的卵子数目也明显减少，他们的自然流产率也高于不吸烟者。一项加拿大的研究指出，被动吸烟者的妊娠率与吸烟者类似：这些人几乎占到不吸烟者的一半以上。也就是说，不管是丈夫还是妻子吸烟的结果是一样的：IVF和吸烟两者水火不容。

**Q** 怀孕后吸烟有什么害处？

**吸烟者在怀孕后**其自然流产率明显高于不吸烟者，因为吸烟可直接影响到血液流向子宫。根据一项最新的BMA研究，吸烟以及被动吸烟每年可造成约5 000例自然流产。此外，因为吸烟可影响胎盘的血运以及供氧，胎盘的功能会受到严重影响，这也会影响到胎儿的发育。所以，吸烟者早产率较普通人群高50%，低体重儿出生率也是正常人的两倍。

吸烟会影响输卵管的绒毛蠕动，这样受精卵在输卵管中的游动就会受影响，进而增加异位妊娠的发生率（见第26页）。

妊娠期吸烟的人妊娠并发症发生率较高，如子痫前期（可表现为血压升高，腿、脚、手的肿胀）、胎盘早剥（胎盘从子宫内膜剥离，造成胎儿缺氧）。

也有研究证实吸烟可使新生儿腭裂等畸形发生率增高。新生儿围产期死亡（死产及生后一年内死亡）率也明显增高。

**Q** 我该如何戒烟？

**准备怀孕的时候**，一定要戒烟。考虑戒烟的益处在两个月内就可以显效，所以从现在起准备怀孕的人就应该停止吸烟。认知行为学（CBT）旨在改变人的思考及行为模式（见第137页），催眠疗法（见第133页）可有效地帮助吸烟者戒烟。全科医生也会开私人诊所帮助吸烟者戒烟，所以可以向家庭医生咨询相关事宜，也可以从药店或全科医生手中购买尼古丁贴和口香糖来帮助戒烟。

**吉塔博士的小提示**
你和你的爱人都需要**戒烟**，必要的时候可以**寻求帮助**！

## Q 我们为什么会有压力？

当感觉到对生活中的某一方面失去控制时，我们往往会感到力不从心。如果你的工作顺利而且没有任何经济问题，你通常不会感到压力。但如果你经常为你的工作或欠债发愁，工作中很少休假，而且睡眠严重不足，你体内的应激激素水平就会升高。

夫妻双方准备怀孕时，体内应激激素的水平会有所升高。尝试了几个月后仍不能怀孕，也会影响体内应激激素的分泌，从而对生育能力造成不利影响。我见过许多事业有成的女性朋友，她们的日常生活井然有序，对工作也有着很大的抱负，而一旦开始试着怀孕，她们才意识到以前一直所认为的在自己控制范围内的怀孕（积极地避孕）现在已经不受自己的控制

## 相关链接：对压力的反应

机体内的应激反应使得我们在面对外界突发事件及应激事件时，会出现一系列反应，同样，一些心理方面的压力，同样会使我们出现类似的应激反应，如工作压力大或经济入不敷出。这种反复不停的刺激不可避免地会使身体表现出一系列症状。

神经系统是一个庞大复杂的神经网络，神经由大脑及脊髓发生至身体各个部位，它是人的意识及运动的来源。神经系统的植物性神经对人体的内环境及非自主运动如呼吸等起到监视及控制作用，植物性神经系统包括交感神经和副交感神经两部分，两者之间作用相反，但互相平衡，交感神经有助于我们面对应急情况，在我们紧张、低落或气愤时可使头脑清晰，使我们随时准备好采取行动（见下表）；副交感神经使机体处于休息状态，这对身体健康及生育功能都有重要作用。

### 心理压力因素

生活中的重大事件，如疾病、亲人去世、不能实现某个目标（如怀孕等）、人际关系不和谐、工作及经济上的担忧、对报纸或电视上某些报道的焦虑。

### 植物性神经系统的反应

| 身体部位 | 交感神经反应 | 副交感神经反应 |
| --- | --- | --- |
| 眼睛 | 瞳孔散大，视物模糊 | 瞳孔缩小，视觉恢复正常 |
| 肺 | 支气管扩张，增加氧气摄入 | 支气管收缩，呼吸恢复正常 |
| 心脏 | 心率及心肌收缩力增强 加快脏器血液灌注 | 心率及心肌收缩力恢复正常 |
| 胃 | 酶生成下降，消化速度减慢 | 酶生成恢复正常 |
| 肝 | 促进血糖释放 | 储存葡萄糖 |

了。这对她们来说无疑是一种打击，会对她们有很深的影响，虽然一开始她们自己并没有意识到，但体内的应激激素的水平是明显升高的。

# Q 压力对生育有影响吗？

生活中，每个人都或多或少存在着压力，但每个人对压力的反应以及体内应激激素的水平是不同的。

体内过多的应激激素可影响女性体内性激素的分泌，甚至会影响到女性正常的月经和排卵，进而影响到妊娠。（见第84页）。

显然，压力过大也会影响到夫妻的社交生活、性生活以及对生活的满意度，这会使夫妻双方的性欲下降，进而对生育造成一定影响。

# 压力过大的生活

生活中遇到困难时，大脑中的下丘脑会出现一系列神经和内分泌反应，促进肾上腺分泌激素，主要是糖皮质激素及肾上腺素。糖皮质激素可升高血糖，并增加大脑对葡萄糖的利用，它还可抑制身体的消化及生殖功能。与此同时，肾上腺素可加快心率，提高血压，使身体处于一种"备战"状态。

这样的结果就是心率增加、呼吸加速、大汗淋漓，这种状态对准备逃跑或应战是有利的，但是对于忙于工作的你是毫无益处的。更严重的是，现代生活所带来的压力持续时间更长，这使得身体长期处于这种警戒状态。应激激素的过多生成，特别是糖皮质激素可使肾上腺耗竭（见第84页），而体内这些激素过多同样会干扰体内正常的生理过程，增加肥胖、失眠、消化疾病、生育问题、心脏病及抑郁症的发生率。

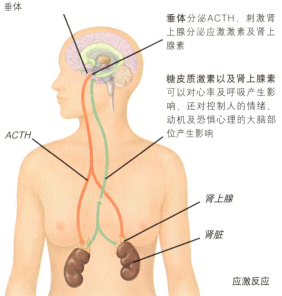

下丘脑在接收到大脑其他部位传来的应激信号后将其传送到垂体

垂体分泌ACTH，刺激肾上腺分泌应激激素及肾上腺素

糖皮质激素以及肾上腺素可以对心率及呼吸产生影响，还对控制人的情绪、动机及恐惧心理的大脑部位产生影响

ACTH

肾上腺

肾脏

应激反应

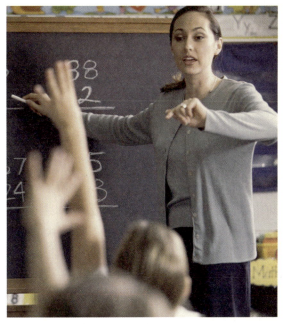

现代生活中，压力无处不在，但是每个人对压力的敏感程度不同，我们应该学习一些积极处理压力的方法。

**Q** 压力对女性激素的分泌有何影响？

**大脑的下丘脑**除了能调节体内应激激素的释放，还能通过在月经周期初期分泌性激素释放激素来调节体内性激素的分泌。该激素可刺激垂体释放卵泡刺激素（FSH），从而导致雌激素、黄体生成素以及孕激素在月经周期的不同阶段生成。由于应激激素与性激素的产生途径相似，所以在应激状态或慢性疾病时，孕激素可转化为应激激素，这使得体内孕激素水平下降，与此同时，垂体所产生的泌乳素会由于体内多巴胺的减少而生成增加，这也会引起体内性激素水平的下降。任何一种性激素分泌受影响都会影响到正常的排卵，从而出现月经的异常。

**Q** 压力如何影响人的消化？

**肾上腺素释放进入血液后**，会引起血糖的升高，使机体处于一种应激状态（见第82页）。肾上腺素分泌高峰过后，血糖水平就会逐渐恢复正常。但如果体内肾上腺素水平持续升高的话，肾上腺就会慢慢出现耗竭症状，人体会慢慢开始出现消化不良，吸收功能差，以及食物过敏等症状。

**Q** 我该如何处理生活中的压力？

**我们的生活中不可能完全没有压力**，我们也没有必要这样做——适当的压力可能保持身体的警觉性，使我们头脑时刻保持清晰。但是我们应避免使这种压力影响到我们的生理及心理健康。

你和你的爱人处理压力的方式，决定了这些压力是否会对你们的生活带来不利影响。每个人处理压力的方式会因每个人不同的个性、成长经历、过去的经历以及其所受到支持的不同而有所不同。怀孕之前，特别是如果有生育方面的问题或正在接受IVF治疗的话，你应对所经受的压力，以前处理压力的方法以及是否需要改变目前的现状，有一个深刻的认识。这会使你感到能更好地控制自己的情绪，从而使生活更从容。

试图缓解自己的生活压力时，能够分析出应着重于生活中的哪一方面以及学会放松方式是改变自己情绪，保持内分泌平衡以及提升健康水平的两个关键因素。这样做也会提高你的生育能力。

中医认为增加体内的储备可有助于处理生活中的难题，而我认为一个健康的生活方式，保证充足的睡眠，健康的饮食习惯，规律运动以及合理放松可以增加体内储备。

沮丧、焦虑、抱怨以及矛盾等不良情绪均可引起体内的应激反应。学会如何处理这些不良情绪对保证我们的心理及生理健康有着重要的作用，这也可以减少这些不良情绪对我们的影响。

一个人的生育能力在很大程度上取决于一个人内分泌系统的功能。留意一下你的生活习惯和饮食习惯对内分泌系统的影响，你可以找到一些适合自己的提高生育能力的方法。本书第七章也将向您详细讲述放松、冥想等处理压力的方法。

**Q** 为什么睡眠如此重要？

**人类的睡眠觉醒周期**对体内的各种生理周期均有着重要的调节作用，对睡眠觉醒周期的扰乱将会给人体带来很不利的影响。晚上，机体的修复作用达到高峰以促进组织愈合，脑活动水平也降到最低水平以确保第二天的正常工作，体内糖皮质激素以及体温都有所下降，第二天清晨再次升高，这也就解释了为什么我们在半夜中醒来时会感到寒冷。我们的免疫系统以及内分泌系统的功能也会有昼夜的区别，体内褪黑素（体内唯一一种由大脑深部的松果体分泌的激素）在夜间会有所升高，白天呈下降趋势（见第86页）。褪黑素是影响情绪的血清紧张素的衍生物，对维持机体昼夜平衡有着重要的作用。夜晚降临时我们感到睡意就是因为褪黑素的缘故。

此外，睡眠不足导致的内分泌失调会使女性出现月经问题，从而会对生育有一定的影响。

# Q 我经常感到非常疲劳，没有兴致做爱，我该如何改变这种情况呢？

**充足的睡眠**对保证一个人的精力是非常重要的。许多夫妇性生活并不和谐，他们在白天忙于奔波，晚上还要熬夜，其结果就是使得他们非常疲劳，根本没有兴致做爱。还有的人晚上很晚才睡觉，那时他们已经感到很累了。长期下来，这些夫妇往往因睡眠不足或睡眠习惯不好而错过了很好的受孕机会。

如果你经常出现这种情况，你需要计算一下你的睡眠时间，并想办法让自己晚上早点睡觉。但是不要走向另外一个极端，使自己的睡眠时间突然提前一个小时，这样你的生物钟是很难调整的（见第86—87页）。应该逐渐地改变，每个星期将睡眠时间提前15分钟，直到找到适合自己的时间为止：既不能感到太疲劳，又能保证做爱的时间。

# Q 如何才能提高睡眠质量？

**提高睡眠质量**的办法有很多：

■ 避免熬夜工作，不要试图在一晚上把所有的事情都做完：让大脑进入放松状态需要一段时间，夜间长期工作后会使你在睡前也会在一直想着工作的事。看电视也会有同样的结果，你可以试试在睡前读一本书。

■ 晚餐不要吃太多，睡前至少两个小时内不要吃东西。这样做可以提高你的消化能力以及你的睡眠质量。晚上也不要喝酒，含咖啡因的饮料以及含维生素C的饮料（如橙汁），因为这些饮料都有兴奋作用，使人很难入睡。睡前可以喝一些中草药茶，如菊花茶等。

■ 女性可以选择在灯光昏暗的浴室里泡浴，这对男性是不适合的，因为热水澡可以提高睾丸的温度从而影响精子的生成。

■ 保证规律的作息时间，即使在周末也应如此。不要让卧室灯光太强，保持安静，不要在床上翻来覆去，如果睡不着，试着从脚趾开始放松一下全身的肌肉。如果还是睡不着，可以起床喝一杯牛奶或菊花茶帮助睡眠，或读一读书。

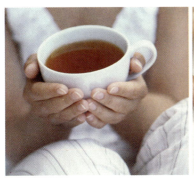

**中草药茶**，如菊花茶，被证实有促进睡眠的作用。

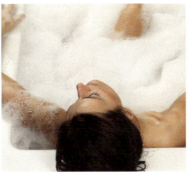

**放松的心情**对于睡眠是非常重要的——你可以在睡觉前洗一个热水澡。

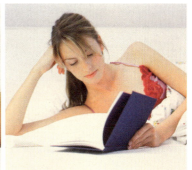

**如果你睡不着**，不要在床上翻来覆去，你可以试着去读一本书。

# 相关链接：生物钟

生物的进化使得人类的行为与大自然的昼夜交替密切相关，我们称此种现象为生物钟。

事实上，人体的生物钟比一天的24小时略长一些——它的周期将近25小时，但我们的身体每天都会做出一些调整，这主要是因为阳光对视网膜的刺激以及下丘脑对我们体内的生物钟的控制所致。这也就解释了为什么我们的身体只适应于当地时间，而当我们跨时区旅游时我们的身体不能立即调整生物钟的原因。

## 70%
### 的人都有睡眠不足的问题。

睡眠对一个人的生活质量、健康以及生育能力都有至关重要的作用。正常情况下，我们平均每天需要至少8个小时的睡眠，但很多人似乎都不能够做到这一点。

## 季节变化

冬天时我们需要更多的睡眠，许多动物在这个季节都会冬眠，大多数人在冬天的早晨也特别不爱起床。而在夏天的时候，我们经常会自然醒，起床的时候也不需要闹钟了。IVF及ICSI似乎在夏天成功率更高一些，这可能是因为夏天的白天时间长，机体受褪黑素的影响更大一些。

## 生物钟的日间波动

我们的情绪及精力在一天之内同样也会有所波动。有些人对此认识更多一些，比如说，有一些人在演讲时就会注意到"graveyard slot"（译者注：媒体用词，通常是指在早晨一段时间清醒的人较少，制片人或导演对于这一时段的节目可以因为关注少而冒更多犯错误的风险。）这一点，观众们在午餐后注意力和精力都会下降。通常来讲，一个人在早上至下午1点时精力是最旺盛的，下午3点到5点精力会有所下降，所以许多国家的人都会在这个时间段休息，而下午5点到8点，人们的精力会达到一天之中的第二个高峰，这个时间让他们去睡觉是件很困难的事。而在几个小时前刚吃过午饭的时间让他们睡觉相对来说更容易一些。晚上8点以后，机体的代谢开始减缓，体内褪黑素水平上升，人们开始慢慢进入睡眠状态。

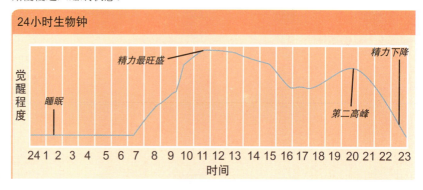

**24小时生物钟**

觉醒程度

睡眠　　精力最旺盛　　精力下降

第二高峰

时间
24 1 2 3 4 5 6 7 8 9 10 11 12 13 14 15 16 17 18 19 20 21 22 23

# 睡个好觉

**睡眠状态时**身体的大多数器官都处于休息状态，但神经细胞还会持续不断地发出信号，可通过EEG来记录这些信号。通过EEG，我们可以很清楚地看到在睡眠的五个时相，大脑活动的不同的波形（见下图）。这主要包括我们在做梦时的快速动眼睡眠期以及其他四个无快速动眼深睡眠期。当我们进入深睡眠期时，体温、心率、呼吸以及血压均有所下降。当我们入睡时，会很快进入一个程度较深的但可唤醒的阶段，然后睡眠程度渐渐变浅，再逐渐加深。一个完整的睡眠周期约需要90分钟时间，研究发现，6小时后我们会进入深睡眠状态。

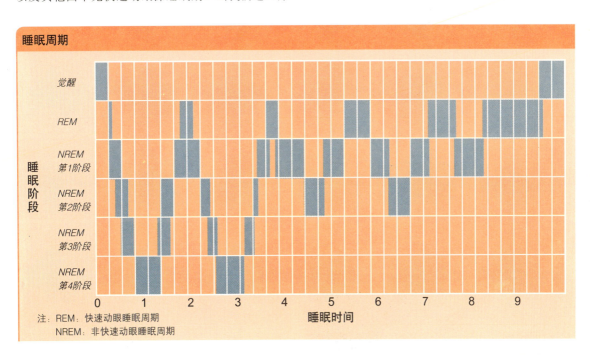

**睡眠周期**

注：REM：快速动眼睡眠周期
NREM：非快速动眼睡眠周期

# 节假日对生物钟的影响

**人们在周末的晚上**会较平日睡得晚，第二天清晨起床也会较晚，这样会扰乱体内的生物钟。这样人们在周日晚上就比较难入睡，周一清晨也会感到精神不佳。这就是生物钟在起作用：两天周末的生活后，我们体内的生物钟刚刚要适应这种晚睡晚起的生活，周一突然又要恢复正常的作息。此外，许多人在周日晚上都会多少感到有些焦虑，所以就不难理解为什么一周中星期天的睡眠质量是最差的了。

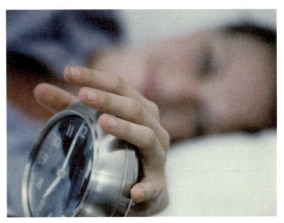

如果你每天起床或睡眠的时间差别很大，你的生物钟就很难自行调整。

# Q 运动对提高生育能力有什么作用？

**准备怀孕时**，我们建议女性朋友规律运动。但是运动过量、过频则会引起内分泌失衡，进而影响到月经周期，甚至影响到免疫系统(第89页)，这样会对受孕有不利的影响。除非已经连续两次自然流产或正在接受IVF治疗，否则我不建议任何人停止运动，这种情况下应向你的医生咨询该如何运动。在排卵期以及孕早期两周内也就是在受精卵着床后，运动也是没有问题的。如果一个人已经习惯了运动，目前并没有证据表明在这段时间内要停止运动。

# Q 哪种运动是最好的？

**说起运动对提高生育能力的作用**，谈不上好坏。我经常建议我的病人尝试不同的运动，这样他们就不会觉得单调。这也能使我们的身体从最大限度上获得运动带来的益处，不同类型的运动可锻炼到不同部位的肌肉，其带来的效果也是不同的。

大体上来讲，运动可分为两大类：有氧运动和无氧运动，我们所做的运动最好是能兼具有氧和无氧，以保证获得最大的益处。有氧运动指那些能够锻炼到身体大肌肉群，增加肺通气，并提高心率的运动。有氧运动应以中等强度而较长时间持续进行。常见的有氧运动包括步行、跑步、骑单车、游泳等。

无氧运动主要指简单的力量训练，这种运动需要肌肉短时间内做功，冲刺跑、举重、跳高等均属于无氧运动。

许多运动是两者的结合，如网球、羽毛球、滑冰、足球等，这些运动在需要肌肉的爆发力或某部位肌肉的力量外，还对心、肺以及大肌肉群有很高的要求。瑜伽以及普拉提对增加肌肉力量、控制呼吸以及缓解压力方面是很有益处的。

如果以前并没有规律运动，要避免在一开始的时候就给自己制订量大的运动计划，你可以尝试在一周内做三次简单的运动，如游泳、走步、骑单车等。

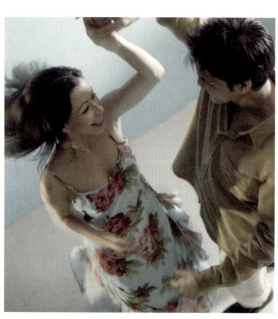

拉丁舞是一种很好的锻炼方式，不只是因为它是一种持续的有氧运动，还是一种有意思的集体活动。

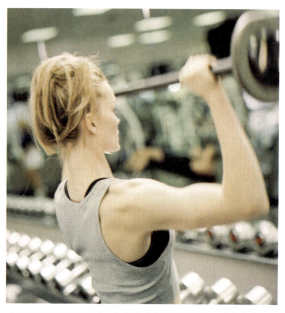

力量训练属于无氧运动。如果你对此运动不熟悉，确保旁边有一个指导人员。

# Q 运动对生育有何影响？

不管是否正在准备怀孕，运动对你的健康以及生育能力都有很重要的作用。

**促进内啡肽的释放** 内啡肽是一种可以调节情绪的化合物，有氧运动可以促进脑垂体释放内啡肽。因为具有缓解疼痛及提升情绪的作用，内啡肽常被人们称为"天然止痛药"。如果经常锻炼，你会发现运动后常感到心情愉悦、精力充沛，即使运动前你非常疲劳。这会提高受孕能力，因为你会更有精力去做爱。

**缓解压力** 运动后体内产生的内啡肽能起到缓解压力的作用，使你有种放松感。这种感觉可持续数小时左右，而这种情况发生次数越多，我们的压力水平就会降得越低，这无疑对你的生育是有益的（见第82页）。

**促进消化** 运动可明显改善消化系统问题，如便秘、腹胀、消化不良以及由此导致的肠蠕动减慢。食物消化速度加快可以减轻你的不适，缓解烧心及消化不良等症状。但要避免饭后运动，因为消化食物时血液大量积聚在消化系统，这时运动会影响食物的消化并使你出现头晕等症状。

**控制血糖水平** 运动可保持血糖水平的稳定，因为运动可使胰腺能够更有效地分泌胰岛素。坚持运动可提高体内胰岛素受体的水平，胰岛素与此受体结合后可使血液中的糖转运到体内细胞内，体内受体增多使机体对胰岛素更加敏感，从而提高胰岛素的作用效果，进而减少机体对胰岛素的需求量。当然运动时体内肾上腺素的释放，可使血糖水平暂时升高，因为可促进糖(以糖原形式)从肌肉及肝脏中释放出来。但相对于吃高糖食品来说，这种方式不会引起血糖的波动，血糖的变化比较缓和，避免血糖水平的急剧变化。

**促进血液循环** 运动可增加肺容量，增强心脏功能及其他部位肌肉的力量，可促进体内的血液循环，这样我们身体的每个部位都可以得到充分的营养及氧气供应，并能够充分利用，体内的废物也可更有效地排出体外，身体的再生能力及自我修复能力增强。运动并不会增加身体的负担，相反，它会使身体各项机能正常工作，对你的健康及生育能力带来有利影响。

**有利于控制体重** 无氧运动及有氧运动均会涉及身体不同部位的肌肉，从而使心率增加，提高机体的基础代谢率，有助于控制体重。这种方法相比节食而言，能够避免体重的波动。你可以长期保持稳定的体重，这对健康是很有利的。

**提高机体免疫力** 适量的运动可以增强机体免疫系统的反应，增加抗炎因子的生成。规律的运动有利于免疫系统的正常工作。但是要注意的是，过量的高强度运动会有相反的效果，因为过量运动所产生的应激激素如肾上腺素可升高血压及胆固醇水平，从而会抑制免疫系统的功能。

## 相关链接：如何掌握运动量？

　　理想状况下，应该每周做三次有氧运动，每次至少30分钟，还要适当做一些力量训练，如体操，可每周做两次。但我非常明白这对许多人来讲是不可能的。但是保证每周三次每次至少20分钟的运动确实有助于身体健康，增强肌肉力量，总体上提升健康水平。运动量应该适中是最重要原则，也就是说应使身体稍有所发热并出汗，心率和呼吸增加时会稍感到气促。

　　不论选择何种运动方式，都要找出一种自己最喜欢做的运动并长期坚持下来，这样才能达到最好的效果。不管是选择现代舞、健身房还是骑单车，只要喜欢这项运动，你就有可能长期坚持下来。有许多人经常满怀热情地开始某项运动，没过几周便发现并不适合自己的生活而放弃了。所以在开始前，一定要想好自己最想做哪些事情。

## 60%
### 的成人不能长期坚持锻炼。

　　要记住，哪怕是在上班时步行走到地铁站或公车站，爬楼梯取代乘电梯，或是做一些繁重的家务劳动也可以算作是运动。

## 制订自己的运动计划

　　我认为如果制订一个运动计划的话，会较快找到一个适合自己及自己的生活方式的运动计划。

■ 写下已经在做的运动，以及每周做这项运动的时间。
■ 写下最想做的运动。
■ 将这些运动分为有氧、无氧和混合型三种。
■ 选出一种准备做的运动以及运动频次。制订计划时要切合实际，并使计划适合自己的工作，生活方式以及住所地点。
■ 想一下如何开始做这些运动。
■ 制订一个开始时间，预订课程或培训。

### 运动时应注意

■ 避免运动过量。
■ 避免过量运动或蒸桑拿或蒸汽浴引起的身体过热。
■ 将体重或BMI控制在正常范围内(见第13页)。
■ 如果自己感觉很难将运动量减下来的话，就可能存在运动过量的问题。正如我所强调的，保持平衡才是最重要的。

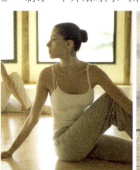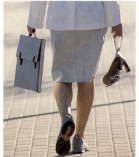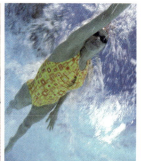

选择自己喜欢的运动并使其与自己的生活方式和生活习惯相符。

# Q 工作过劳影响生育能力吗？

**许多夫妇**经常长时间工作，他们经常感到身心疲惫，精神压力一直很大。正如本章所述，睡眠质量差、应激激素水平过高、缺少运动（长时间工作所致）及饮食结构不合理对生育均有很不利的影响。所以，在我看来，工作根据压力大小不同，对生育能力也有一定的影响。

一项研究发现工作压力过大的女性，其月经周期偏短。她们的卵泡期偏短（见第36页），所以排卵经常提前，而许多夫妇不会在这么早的时间去尝试妊娠。

如果工作占据了你的生活——从来不休假，工作时间长，周末不休息，在家时也不停地接工作电话或发邮件——你需要考虑重新平衡你的工作和生活了。（见第92页）。

# Q 我是否应该换工作呢？

**如果你认为目前的工作**对你的健康以及生育都有影响的话，你就需要考虑一下你是否还有其他的工作机会。先问一下自己以下几个问题：

- 我为什么还在做目前的工作？
- 是因为工资高吗（包括资金福利等）？
- 有没有产假？（对于女性来讲这是至关重要的不可或缺的因素）
- 周围的同事都很顾家吗？
- 工作条件是否适合自己？
- 对自己的职业生涯有无益处？
- 五年之后会是什么样子呢？

如果觉得你的工作虽然辛苦但是值得坚持下去，下一步工作就是要同你的老板或人力资源部讨论适当减少你的工作量的问题了。

# Q 我们的经济问题简直就是一团糟，我们该如何解决这个问题呢？

**调查发现**夫妇双方经常关心的问题就是经济问题。存在经济问题的夫妇其生活中的压力会更大一些。但当夫妻双方要共同面对治疗不育所带来的巨人经济负担时，他们经常会感到被压得透不过气来。他们除了要承担不育治疗所还带来的生理和心理的不适外，还要面对如此沉重的经济负担，这无疑是一件非常痛苦的事。

不管你的情况如何，如果有经济方面的问题，你可以静心坐下来制作一个收支平衡表。

但如果你和你的爱人已经存了足够的钱，你就不需要去费心考虑收支以及每个月应花多少钱的问题了。不管如何，自己经常回顾一下自己的收入支出情况可以让你认识到节省支出的不同方法。

与专业理财人士讨论会对你有所帮助，这能更好地控制自己的收支。就像前面所讲的，一旦你有了这种控制能力，内心的恐慌也就会消失了，你会感觉你在做一件有意义的事情，而这种连锁效应也会很快对你的生理及心理健康起到正面的作用。

# Q 我不喜欢浪费时间——做那些纯粹为了娱乐的事情到底有什么意义呢？

**我的许多男性和女性的病人**工作都很繁忙以至于几乎没有自己的时间休息。但是你要知道保留一些自己的时间是很重要的。给自己放三天的假期是很有益处的，但是对长期的健康和生育至关重要的是每周都要找出一些时间自我放松一下。

那么你到底是否需要给自己多找些时间来放松一下呢，想想以下几个问题：现在会定期做运动/消遣/美容/综合治疗吗？多长时间做一次呢？还想做哪些事情？想多长时间做一次？价钱如何？然后找出适合自己的时间和日期去做这些事情。计划一个开始时间，制订的计划要适合自己的经济条件和时间安排。如果因为制订了一个不切合实际的计划而使自己变得更辛苦的话，这样做就没有意义了。

此外，给自己留出时间，包括去散散步，独自待在房间里读一本书，洗个舒服的热水澡，甚至是什么事情都不做。这并不需要你花太多的钱，也不一定必须在户外做，它只是让你多想想自己。

# Q 如何使我的生活恢复平衡状态？

**为了更好地了解你的生活是否平衡**，最好的办法就是画出一个类似下图的图表。把一周内常规要做的事情所占的时间比在表格中表示出来（图示只是一些建议）。完成表格后，你可以很清楚地看到自己的生活是否平衡，如果不是的话，你需要对图表中最需要改变以及可以改变的地方进行调整。

# Q 如何利用我们在一起的时间？

**两个人在一起的时候**很容易各自做自己习惯做的事情，而很少去选择做一些平时不经常做的事。但是做一些不同的事可以改善两人的关系，并且使双方保持一种新鲜感并不时找到新的乐趣。与对方长时间的相处经常会使人感到单调，没有新鲜感，这会使得生活了然无趣。回想一下第一次去购物或去超市的情景，逛街时不断地发现对方的喜恶使得这种再平常不过的事也充满着乐趣。但没过多久，你就对这些事毫无兴趣了。每一对夫妇都应该在自己的生活中注入一些新鲜感。但是如何找到这种新鲜感却是一个非常关键的问题。

很多夫妇都抱怨没有时间。事实确实这样，很多夫妇除了吃饭，睡觉以及工作确实没有时间再做其他的事情，但是他们需要在改变生活方式这个问题上达成共识，以提升他们的健康水平，夫妻关系以及他们的生育能力。

如果你总是感觉时间不够用，慢慢地想一下：试着记录一下一周内所做的事情以及每件事情用掉的时间。看一下有没有可以改善的地方？每天都需要做这些事情吗？需要花费这么多的时间去购物吗？在家附近购物或网上购物会不会更省时呢？节省出一些时间可以让自己有更多的时间与你的爱人共度。你可以同爱人一起打一场保龄球或在公园里散步，这总比在商场里逛街要有意义。

## 平衡生活图示

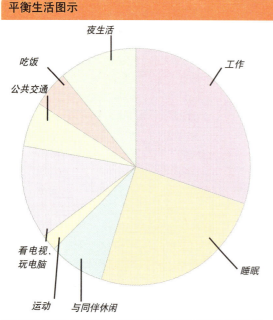

当工作成为你生活的主导，下班后只是蜷在沙发里看电视的话，你就没有时间去做一些对健康和生育有利的休闲活动了。

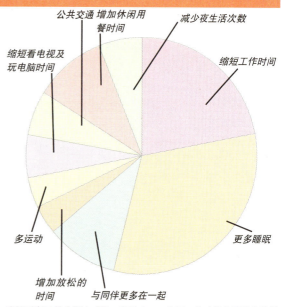

应该对自己的生活方式做一些改变——多用一些时间在锻炼和放松上可以提升健康水平和生育能力。

## Q 我们应该对一起做的事情做一些计划吗？

**找出一些时间**列出一些你们共同喜欢的活动。对于一些你希望和爱人一起做的事情，无论可能性有多小，也加入到这个列表中。你和爱人分别列举自己的表格，然后对两个表格进行比较，可能会有一些意外地发现。无论这些结果是好是坏，都要对对方真诚，但是不要伤害对方，这样会使你更了解你爱人的喜恶。

夫妻关系的好坏一方面取决于双方的沟通，还与双方对日常生活的交流以及双方共度的时间有关。这可以避免双方的抱怨及夫妻生活的单调，而这两者是夫妻生活激情的杀手，会导致性生活不和谐，这对妊娠无疑是没有任何好处的。

## Q 我们总不能在一起休假，该怎么办呢？

**我吃惊地发现**我的很多病人每年都不能休满他们应有的假期。我告诉他们，即使休假期间没有任何计划，他们也应该充分享受他们休假的权利。从日常繁忙的工作中走出来，哪怕只有几天的时间，作一次身心的放松，也会对情绪以及精神状态起到神奇的作用。我还建议他们，休假回来后应尽快计划下一次休假，这样他们就知道下一次该什么时候去休假了。

## Q 休假时，人们的生育能力会不会提高呢？

**我听说过**，也治疗过很多夫妇，他们有生育方面的问题，但休假回来后，却意外发现自己怀孕了。虽然很难用科学研究方法来证实休假可以提高生育几率，但许多的事实似乎已经验证了这一点。我认为夫妇在休假期间没有日常生活的压力，能够得到充分的休息，其生活方式也更加健康，这无疑对生育是有利的。这同时也意味着他们有更多的时间去享受无忧无虑或更加激情的性生活——对于大多数夫妇来讲，准备生育时缺少的最重要的因素就是时间和性生活。

## Q 短期休假和长期休假哪种对健康和生育更有利？

**我们没有证据**表明休假可以提高人的生育能力，同样，我们也没有证据告诉你们哪一种休假最适合生育。一些夫妇可能适合于短期休假，也有的夫妇更需要长时间甚至一两周的休假以使他们彻底放松。休假里你要关注夫妻关系，确保这种和谐的夫妻关系持续到假后。提前计划下一次休假，就当做这是你长期以来为尝试怀孕所做的生活方式的改变而得到的奖赏吧。

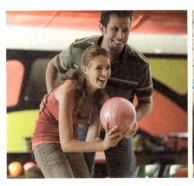

花一些时间做一些两个人都喜欢做的事可以改善夫妻关系。

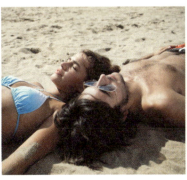

即使夫妻双方有问题，一次假期也可以会使他们怀孕。

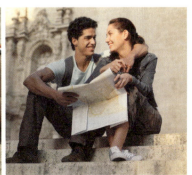

去国外作一次短期旅行可以重建生活中的浪漫。

# 问卷调查：你是否有健康的生活方式？

生活方式在对一个人生育能力的影响上是不能被忽略的。读完这一章后，你是否找到了生活中需要改善的地方了呢？对于下面的问题，如果回答"是"，记为1分，你可以通过此张问卷看一下自己的生活方式是否是健康的。

**1** 如果你是女性，你是否每周喝5单位以上的酒，如果是男性，你是否每周喝7单位以上的酒？

是 ☐ 否 ☐

少量饮酒对生育没有影响，但多于上述量的话，就会出现问题了（见78~79页）。

**2** 你是否经常一次喝很多酒？

是 ☐ 否 ☐

让你的身体慢慢代谢这些酒精会对你的健康更有利。

**3** 你或你的爱人吸食娱乐药物吗？

是 ☐ 否 ☐

在准备怀孕时，没有哪一种娱乐药品是安全的，也不存在所谓安全剂量。

**4** 你或你的爱人吸烟吗？

是 ☐ 否 ☐

吸烟与怀孕是水火不相容的。

**5** 你每周做饭的次数小于3次吗？

是 ☐ 否 ☐

这种生活方式是不健康的，也从侧面反映出你的饮食也是不健康的。

**6** 你每天都想吃甜食吗？

是 ☐ 否 ☐

血糖波动可干扰内分泌平衡，从而对生育有一定影响。

**7** 你晚上入睡是否困难，晚上一旦醒来，再次入睡也很困难？

是 ☐ 否 ☐

除了表现为疲劳外，入睡困难也是压力大的一种表现。

**8** 你每天晚上睡眠时间少于7个小时吗？

是 ☐ 否 ☐

充足的睡眠对于机体的修复以及功能的正常运转都是必要的。

**9** 你每周运动少于3次吗？

是 ☐ 否 ☐

运动对一个人的健康及生育能力有重要的作用。

**10** 你每周都长时间工作吗（每周工作超过50个小时）？

是 ☐ 否 ☐

你需要找出为什么你需要这么长时间的工作，并找出方法来改善这种情况。

**11** 你经常在夜晚甚至周末都在工作吗？

是 ☐ 否 ☐

夜晚工作会影响到你晚上的睡眠，在周末工作你的大脑就不能得到充分的休息放松，不利于你下一周的工作。

**12** 你对你的经济状况担忧吗？

**是 □   否 □**

经济问题是困扰很多夫妇的问题。你应在它影响到你们的健康和生育之前找出一定的解决办法。

---

**13** 你在一周刚开始的时候会感觉到恐惧吗？

**是 □   否 □**

寻找一些在工作中能使你放松的方法，看看你是否能改变你目前的工作状况，以使它不会给你带来如此大的压力。

---

**14** 你很少有时间去见你的朋友及家人吗？

**是 □   否 □**

与亲近的人在一起可以改善你的情绪，缓解压力，起到放松作用。

---

**15** 你是否很难在你目前的日程中给自己放几天假？

**是 □   否 □**

休假对平静自己情绪，缓解压力是非常必要的，而且也是非常好的怀孕时间。

---

**16** 你的手机是否时刻开机，你是否发现自己很难与周围人短时间内脱离联系？

**是 □   否 □**

要学会与外面世界短时间内断绝关系，把注意力放在你自己和你的爱人身上。

## 你的分数

**0—4分** 你的生活方式是非常平衡的，虽然你也可能在生活或多或少有需要改变的地方，但不要让它影响到你的健康和生育。

**5—8分** 虽然不明显，但你的生活方式可能正在影响你的健康和生育。检查一下你的生活中那些有问题的地方，你可以采纳本书给你的建议来做一些改变以提高你受孕的几率。

**9—12分** 你的生活中只有很少一部分是健康的，你应该好好反省一下了，想想什么才是对你和你的家族最重要的。你越早做出改变，效果就会越早显现出来。

**13—16分** 你的健康和生育已经受生活方式的影响了，但亡羊补牢，为时不晚。一旦你有了改变的决心和计划，你一定会成功的。仔细阅读本书第五、六、七章找出适合自己的、最快的、最有效的改变生活方式的办法吧。

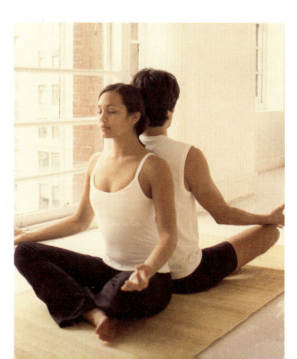

在涉及健康问题时，营养是一个关键问题——学会控制你的饮食，享受美食带给你的**益处**。

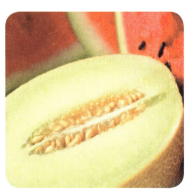
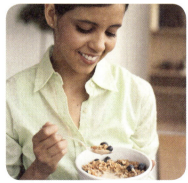
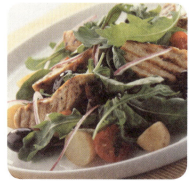

# 第六章
## 饮食与妊娠

# 第六章 饮食与妊娠

一个人的营养状态决定了他的生育能力。日常生活中注意饮食的搭配，对不健康的饮食做调整会有助于提高你的生育能力。饮食的调整应逐渐进行，你可以在某一段时间内只调整其中的一个方面。这样做可以使你逐渐适应这些改变，不会给你的生活带来过大的压力。

## Q 什么样的饮食结构可以提高生育能力？

**女人们在准备怀孕时**，经常近乎苛刻地关注自己的饮食，有生育问题的人尤其如此。他们会积极地制订并实施各种孕前饮食计划，但这不可避免地会导致偏食的问题，并且他们所信奉的这些所谓饮食计划并没有足够的证据证实能够增加妊娠几率。这样做的结果只能使他们对于该吃什么不该吃什么感到越来越迷惑，使饮食范围受到限制。饮食变得越来越单调，在某种程度上也会影响他们的情绪、人际关系以及饮食的乐趣。

饮食的作用不只局限于维持生命上，它还可以调节人们的感觉和情绪。食物的色香味可以调节人的情绪，给我们带来满足感。所以节食经常会使人情绪低落、沮丧、暴躁，并可增加体内应激激素的释放，这样对健康对生育都毫无益处。

我不相信世上存在着完美的饮食结构。日常生活中人有情绪波动是正常的，我们的目标是在保证饮食健康的基础上能使您享受到饮食的乐趣。在调整饮食以及生活方式方面，我主要侧重于打破过去的恶性循环，重建生活中的和谐与平衡，其根本目的就是要让人们学会智慧饮食。

当然，这些改变都不是眨眼之间就能完成的，但是只要有正确的方向与目标，哪怕你每天只做出很小的改变，你也可以建立一个合理的、健康的饮食习惯，这将会使你终生受益。

## Q 如何判断我的饮食是否是健康的？

**对于我的客户**，如果他们想在饮食上有所改善，我通常会给他们如下建议：

- 尽量吃天然的食品。我不建议食用过多的加工食品、高糖食品以及那些所谓的"低脂""无脂"食品，因为厂家为了增加这些食物的口感，经常会添加各种的添加剂。
- 要食用在季的新鲜食品。我们应该隔天去购物一次，而不是隔一周才去超市大采购，因为这样会使蔬菜变得不新鲜，并丢失了大量的维生素及矿物质。我们并没有绝对必要食用有机食品。事实上，无任何添加剂的肉类食品较之于有机食品味道更鲜美。
- 饮食要多样化。可食用不同颜色的食物，这样可保证你摄入足够的维生素及矿物质。
- 如果你不能吃某种食物——如对小麦制品不耐受——一定不要试图自己来解决问题，要向医生或专业营养师咨询如何保证均衡的营养摄入。若没有医生或营养师的建议，不要随意删减日常饮食中的某种食物。

**吉塔博士的小提示：**
饮食不要局限于某类特定的食物，要**建立一个合理的健康的饮食计划。**

- 每天按时进食三餐：早餐、午餐及晚餐。上午或下午时可适当加餐，如吃一些新鲜水果或干果、燕麦蛋糕或原味坚果等，但不要将曲奇或饼干之类的零食变为你的主食。
- 喝足量的水：你在白天感到疲惫的原因可能是由于饮水不足导致体内轻度脱水所致。成人每日需要饮水2升（超过4品脱），其中咖啡和茶（中草药茶及果茶除外）是不计算在内的，因为其有利尿作用，可促进身体水分排出。

## Q 我需要达到理想体重才能准备怀孕吗？

**其实不然。**对于大多数女性而言，体重稍超出正常体重几磅并不影响其生育能力，所以你也不必要刻意地去减掉多余的几磅体重，否则这反而会影响到你的健康状况，从长远角度来看，并不利于提高受孕几率。你所需做的就是放松心情，按照本书给你提供的方法建立一个健康的、轻松的、并且可实现的饮食计划。

但如果你的体重指数超过25（见13页），这就会影响到受孕了。这时你需要做的，不是盲目地去减肥，不健康的减肥方法能损害健康而影响人的受孕。你应该去寻求专业的帮助来解决这个问题。好的营养师会建议你如何通过改变饮食习惯来达到健康的体重。这虽然会花费几个月的时间，但对于大多数女人来讲，即使体重指数超过25，但只要使内分泌平衡，那么使整体健康状态有所好转并恢复生育能力也只需较短的时间。

## Q 我的体重指数比较低，但是增加体重比较困难，该怎么办呢？

**理想的体重指数**在20至25之间。体内有一定的脂肪储存量是非常必要的，因为一些与生殖相关的激素的生成及代谢都与脂肪有着密切的关系。体内脂肪含量过低会导致雌激素生成过少，进而影响到女性体内卵子的发育。

增加体重的健康方法是要保证能量以及营养的摄入，而不是吃高热量的垃圾食品。每天有规律地进行三餐饮食，在上午及下午适当加餐，必要的时候晚上也可以加餐，饮食中要包含充足的碳水化合物（见第102页）及优质蛋白质。

进餐时不要喝太多的碳酸饮料、果汁、茶及咖啡，因为这会影响你的食欲，可适当食用一些含优质油脂及脂肪的食品，如橄榄油、牛油果、天然坚果、全脂酸奶、鹰嘴豆泥等。此外，保证消化系统正常的消化吸收功能也是非常重要的，它可以保证营养素的充分吸收——如果你有消化系统方面的问题，应及时去医院就诊。

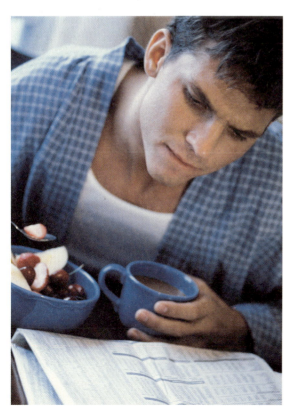

**每天吃至少五份蔬菜水果**可以使你及你的爱人保持健康。

# 相关链接：健康饮食

要做到健康地饮食其实很简单，你只要保证饮食的多样化，确保饮食中含有比例均衡的碳水化合物、蛋白质、脂肪以及纤维素这四大营养素就可以了。

虽然目前关于各种营养成分的确切比例尚有分歧，但有一点是明确的，那就是面包、面条、薯类等碳水化合物应作为我们的主食。碳水化合物在体内被分解为葡萄糖，为机体细胞供应能量。含有碳水化合物的食物种类之间也是有区别的（见第102页）。

纤维素可以促进胃肠道的消化，还可减缓碳水化合物的吸收，对维持血糖的稳定起到重要的作用。新鲜水果及蔬菜是纤维素的主要来源，未经精加工的碳水化合物如全麦面包也能提供充足的纤维素。但纤维素过多也会导致消化系统的问题，还会影响机体对其他必需营养素的吸收。

## 饮食中各营养成分所应占的比例

通常来讲，饮食中应包含：

- 55%碳水化合物
- 30%脂肪
- 15%蛋白质（每天还应吃至少5份的水果蔬菜以保证纤维素的摄入）
- 每天至少饮水2升（约4品脱）（最好是清水）

## 必需蛋白质

**蛋白质是氨基酸组成的大分子化合物**，是机体行使功能的基石，其对细胞的生长及修复是必不可少的。氨基酸共有20种，其中8种是人体必需的，但人体不能自身合成而必须从外界饮食中获取的。动物蛋白以及豆类蛋白饮食含有这些必需的氨基酸。但植物蛋白则不然，所以如果你是素食者，你应注意服用维生素矿物质补剂来补充，你也可在日常饮食中搭配一些豆类、坚果、果仁来补充这些必需的氨基酸。值得一提的是，昆诺阿藜及牛油果是全蛋白食品。

女性的蛋白日需要量要少于男性，但仍要保证饮食中蛋白的比例达到15%，因为蛋白质可以维持肌肉、组织及骨骼健康，提高机体免疫力，保证机体内分泌平衡，还可提高卵子精子的质量。鸡肉、鱼肉、低脂酸奶、奶酪、大豆、红豆、豆腐以及牛油果都是优质蛋白质的主要来源。

对于女性来说，色氨酸是一种非常重要的氨基酸，它可以促进体内血管紧张素的生成，从而起到改善情绪、调节体内血糖及激素平衡的作用（见第65及78页）。女性体内血管紧张素水平低于男性，所以要靠饮食来补充。蛋类、牛奶以及全麦食品中均含有较丰富的色氨酸。清晨是色氨酸生成的高峰期，所以对于女性来讲，早餐尤其重要。

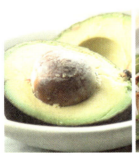 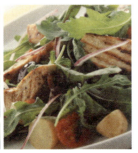

牛油果及鸡肉是蛋白质的优质来源。

# 关于脂肪

谈到脂肪很多女性都如谈虎色变，其实脂肪的好坏取决于其种类和食用的量。脂肪对于细胞壁的生成、维生素的吸收、内分泌平衡的维持以及血糖水平的稳定都有重要的作用。

**饱和脂肪酸与不饱和脂肪酸** 脂肪的饱和度与脂肪分子上氢原子的数目有关。当脂肪分子上氢原子数达到最大数目时该脂肪就称饱和脂肪酸，这种脂肪在室温下是以固态形式存在的，所以我们还将其称为"固体脂肪"。饱和脂肪酸主要来源于动物脂肪，为不健康的脂肪，故应限量食用。如脂肪分子中

缺少一对氢原子，就称为单不饱和脂肪酸——多来源于植物。橄榄油就是一种单不饱和脂肪酸。若分子中缺少多对氢原子，则称为多不饱和脂肪酸——如烹饪用油。单不饱和脂肪酸与多不饱和脂肪酸均为健康的脂肪。

**必需脂肪酸** $\Omega$-3，$\Omega$-6，$\Omega$-9均为不饱和脂肪酸，其对前列腺素的生成具有关键的作用，前列腺素对于男性及女性的激素分泌及平衡均起到重要的作用。这些必需脂肪酸对色氨酸的生成也有重要作用。橄榄油中主要含有$\Omega$-6、$\Omega$-9脂肪酸，而$\Omega$-3主要来源于鱼油、核桃、南瓜子及芝麻籽中，对维持细胞正常代谢、大脑的功能、精子生成以及心脏的健康起到重要作用。

**氢化脂肪及反式脂肪** 当植物来源的不饱和脂肪酸分子中加入一个氢原子后，脂肪分子被还原，成为反式脂肪。许多垃圾食品、曲奇、蛋糕中就含有反式脂肪，它很难被机体消化代谢，对于健康毫无益处。

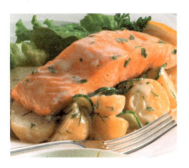

鱼油 是 $\Omega$-3的最佳来源

# 关于乳制品

牛奶有多方面的营养价值，它是钙元素的主要来源，尤以半脱脂牛奶及脱脂牛奶中钙含量为高（因其内脂肪含量更低）。钙对于维持肌肉骨骼健康以及神经冲动的传导都有重要的作用。

虽说绿色蔬菜、果仁、某些面包中也含有钙元素，但牛奶来源的钙更易被人体所吸收。比如说，一杯240毫升牛奶中所含有钙质与16份菠菜中的钙含量相当。同时，牛奶还是B族维生素及蛋白质的优质来源。饮用半脱脂或脱脂牛奶还可以减少饱和脂肪酸的摄入。

我们推荐平时多饮用些活性酸奶，因为它很容易被人体消化吸收。食用一些奶酪也是不错的选择，但是你应该避免食用高脂奶酪，有机乳制品是不错的选择。

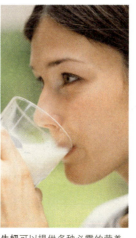

牛奶可以提供多种必需的营养素——所以准备怀孕期间可多饮用牛奶。

**脱脂牛奶**的脂含量为

# 0.5%

牛奶中脂肪含量越低，其钙及蛋白的含量就越高。维生素D是一种脂溶性的维生素，可以促进机体钙的吸收。

**Q** 我很少吃碳水化合物，这种无糖或低糖的饮食有什么害处吗？

**如果饮食中缺少碳水化合物**，体内血管紧张素水平下降，从而易使人情绪低落、抑郁、乏力。同血管紧张素一样，其他的神经传导递质（负责神经元之间信号传导的化学物质）如内啡肽、脑啡肽水平也会下降，这些物质可存在于身体各个部位，尤以大脑、消化道、子宫为主，这些物质与雌激素共同作用于子宫内膜，可促进内膜生长，并有利于受精卵的着床。

**Q** 碳水化合物与肾上腺素有什么关系？

**碳水化合物摄入减少引起血糖水平下降**，导致体内肾上腺素分泌增多。肾上腺素属于应激激素，水平过高会导致体内内分泌的失衡，从而影响到生育（见第84页）。应激状态以及肾上腺素的分泌会消耗体内对健康有益的镁、锌、B族维生素等。此外，维生素C及必需脂肪酸对肾上腺正常功能的维持是必要的，但过多肾上腺素的分泌也会影响到体内这两类物质的含量。

**Q** 我应该杜绝甜食吗？

**你应该在两周内抛弃所有的甜食**如蛋糕、甜点或巧克力等，减少对它们的依赖，而以复合碳水化合物（见下文）和血糖生成指数低的食物为主。刚一开始做出这种改变你可能会觉得头晕目眩，甚至还会出现头痛症状，但一定要坚持下来。

确保一天三餐进食（不要不吃早餐），上午及下午可以适当吃一些血糖生成指数低的加餐来维持体内血糖水平的稳定。其实你只需要对以前的饮食习惯做出很小的改变，比如用糙米或全麦面包来代替白米或白面包，这种小的改变更容易长期坚持。那些所谓的高能量高糖食品容易使你感到疲乏，而复合碳水化合物则能更持久地供给能量。

将血糖调整到一个稳定的水平后，你可以偶尔吃一些简单的碳水化合物来奖励一下自己，但一定不要让你再回到以前那种不健康的饮食习惯上去。

# **Q** 什么是**健康的**和**不健康的**碳水化合物？

了解简单碳水化合物（不健康的）和复合碳水化合物（健康的）的区别可以使我们的饮食中含有身体所需的碳水化合物来保证持续的能量供应。

**简单碳水化合物**在体内容易被降解，可以很快地释放能量。它在短时间内快速升高血糖水平并刺激胰岛素的释放，但过多的胰岛素释放会引起血糖的下降，从而使我们表现出一系列不适症状（如困倦、情绪波动、注意力不集中、易激怒等），这时人体就需要进食更多的糖来缓解这些不适。简单碳水化合物主要指糖、甜食、甜饮料、甜酒、精炼碳水化合物制成的食品以及许多加工食品。精炼碳水化合物(白面包，白面，白米等)缺少对人体有益的纤维素以及营养素。有些水果如香蕉、西瓜、果汁、思慕雪等含糖量也很高，同样会引起血糖波动。

**复合碳水化合物**是由糖分子连接而成，其消化过程需要在特定的酶的作用下进行，所以其消化及吸收的时间要明显长于简单碳水化合物。进食复合碳水化合物后血糖水平会缓慢上升，而且释放能量的过程也是缓慢的，这样血糖下降的速度就会比较缓和，从而避免了血糖的急速波动，也不会让人有吃糖的欲望。

豆类食品以及苹果、梨、桃子、李子等水果中含有复合碳水化合物，淀粉类食品如糙米、全麦面包也是如此，而且这些食品中还保留了其原有的维生素、矿物质以及纤维素等对人体有益的营养素。

# 相关链接：**血糖生成指数**

血糖生成指数(GI)是一个系数，范围从1—100，与食物被消化、代谢以及以葡萄糖形式进入血液的速度有关。这个指数可以告诉我们哪些食物释放能量慢，根据这个指数选择食物有助于我们保持血糖水平的稳定。

低GI食物向身体缓慢释放能量，建议多吃这样的食品。中GI的食物可以适量选用，而高GI的食物应尽少食用，在食用时也应与蛋白或脂肪一同进食以减缓吸收。

下表列出的食品并没有涵盖所有食物，但可以看出有些水果的GI值甚至还低于某些蔬菜，按照该表中的信息选用食物可避免血糖水平的波动。高GI食品列表中的最后几项是一些加工处理食品或甜味剂，应尽可能避免食用。

## 如何控制**低血糖生成指数**饮食

■ 熟水果或过热水果糖份含量高，尽量避免吃这些水果。

■ 煮的土豆变凉后血糖生成指数较刚煮熟时低。

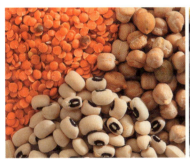 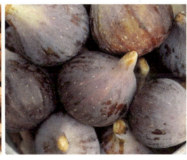 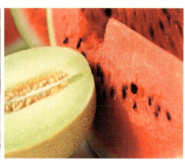

### 低GI食品(小于40)
**可尽量多吃：**

■ 苹果，李子，梨，桃子，樱桃，杏（新鲜或干杏），葡萄柚

■ 所有的豆类：红扁豆，芸豆，焗豆，豌豆，肉卷豆，薏仁

■ 绿叶蔬菜，花椰菜，韭菜，西兰花，绿豆，连荚豆

■ 蘑菇，洋葱，牛油果，西葫芦，胡椒

■ 谷物，全面面包或裸麦面包，大麦，坚果，燕麦饼干

### 中GI食品(41—60)
**可适量食用：**

■ 葡萄，未成熟的香蕉，芒果，无花果，奇异果，葡萄干

■ 甜玉米，豌豆，生胡萝卜，甜菜根，煮带皮土豆，蕃茄汁焗豆

■ 面条，爆米花，全麦通心粉，巴斯马蒂香稻，全麦意大利面

■ 石磨全麦面包，皮塔面包，牛奶什锦早餐（非烤制）

■ 橙汁，柚子汁，未加糖的苹果汁

### 高GI食品(大于60)

这些东西要适量食用，吃的时候最好搭配蛋白与脂肪，这可以减缓碳水化合物的吸收。

■ 成熟的香蕉，西瓜，提子干，菠萝，香瓜

■ 烤薯片，土豆泥，煮熟的胡萝卜，水萝卜，芜菁，西葫芦，蚕豆

**下列食品要避免食用：**

■ 煎炸食品

■ 北非粉蒸食品

■ 糖，蜂蜜，巧克力，人工甜味剂，果酱，甜的谷物粥，年糕

■ 白面包，米饭，通心粉

# Q 维生素及矿物质对生育功能有什么作用?

**维生素及矿物质**对身体健康尤其是生殖健康有着不可衡量的作用,但是很多人不知道该如何补充,以下的这张列表会带给你很多帮助。

维生素及矿物质是保证机体各项功能正常运行的不可缺少的营养素;可维持机体内分泌平衡;提供能量;促进细胞生长及细胞修复;其自身的抗氧化特性还有助于机体抵抗自由基的损伤。

# Q 什么是自由基?

**自由基**指细胞内那些不稳定的分子,它依靠氧化周围的细胞保持自身的稳定,从而对机体造成"腐蚀"性破坏。自由基在癌症及心脏病的发病中也起到一定的作用,其在体内自然生成,是机体老化的一部分,但外界环境的影响如吸烟、饮酒以及不健康的饮食会加重自由基对机体的损伤。此外,自由基还影响精子及卵子的质量,这也正是吸烟和饮酒能降低女性生殖年龄以及男性精子少的原因。关于自由基在生育以及妊娠中的影响目前尚处于研究阶段。

# Q 什么是必需的**维生素及氨基酸**?

维生素A,B,C,D,E是身体所需要的主要的五种维生素,除维生素D外其余均只能从饮食中获得。除了下表所列出的元素以外,还有其他很多矿物质,如镁,锰,钾,辅酶$Q_{10}$以及钙等,这些均对一个人的健康及生育能力有重要的作用。我认为,保证所有这些营养素均衡的最好的办法就是健康饮食,保证饮食多样化。

比如抗氧化物只有其与维生素和矿物质共同作用时其效果才能最好,健康的多样化的饮食就可以帮您做到这一点。

**主要矿物质与维生素**

| 矿物质或维生素 | 主要来源 | 作用 |
|---|---|---|
| 维生素A | 蛋黄,鱼油,黄油,柑橘类水果和蔬菜(桃、杏、胡萝卜、芒果)富含维生素A以及β-胡萝卜素存在的蔬菜就像孕前期的营养素补充 | 促进皮肤,眼睛及骨骼健康,促进性激素分泌,抗感染,抗氧化。<br>**注意**:视黄醇是维生素A的一种,过多摄入可致胎儿畸形,所以要避免过多食用动物肝脏等含视黄醇高的食品。孕前准备的补剂中不含有维生素A。<br>这些食用是安全的。 |
| 维生素$B_1$(硫胺) | 土豆,全麦食品,豆类,糙米 | 将碳水化合物及脂肪转化为能量(B族维生素常共同作用,故应服用复合维生素B)。 |
| 维生素$B_6$ | 香蕉,鳄梨,瘦肉,乳制品,蛋类,果仁类,扁豆,全麦食品 | 女性激素的分泌平衡(维生素$B_6$缺乏可影响卵巢分泌孕激素,导致体内雌激素过多)。 |

# Q 我需要补充维生素或矿物质吗？

**如果你的饮食**比较健康，而且不吸烟、饮酒或过多摄入咖啡因（见第108页），那么在怀孕前你不需要补充这些维生素或矿物质，当然叶酸除外。但是为了安全起见，我还是经常建议女性在怀孕前服用一些复合维生素制剂，男性服用些复合营养制剂。这可以保证他们能够较全面地、较安全地摄入各种营养素。但有的时候有些人经常自作主张地给自己补充某一种维生素或矿物质补剂，这经常导致摄入过量的问题，有的甚至会对生育造成不利的影响。所以，你千万不要自己吃随意一些维生素或矿物质补剂。如果对此有疑问你可以向有资格的营养师或药剂师咨询相关事宜。任何准备怀孕的妇女在孕前至少12周至孕后12周都应每日服用400毫克的叶酸，这可有效降低新生儿神经管缺陷的发生率。看一下你现在所服的营养补剂中是否含有有效剂量的叶酸。本身患有癫痫等疾病的妇女应加大叶酸的补充量，可向专业人士咨询。

此外，如果你正因某种疾病长期服用某种药物，在补充维生素或矿物质之前一定要向你的医生咨询，因为这些物质有可能会影响你所服药物的效果。

| 矿物质或维生素 | 主要来源 | 作用 |
|---|---|---|
| 维生素$B_{12}$ | 动物蛋白（肉，鱼，及乳制品） | 维持精子数量，参加细胞DNA及RNA合成（核酸，参加细胞复制）促进铁的吸收，促进卵子成熟。 |
| 维生素C | 水果及蔬菜，尤以柑橘类水果，浆果，奇异果，芥蓝，西兰花，菠菜，圆白菜中含量为多 | 抗氧化特性，促进铁吸收，加强免疫系统功能，有助于精子健康，保护卵巢。**注意**：女性一天摄入维生素C不得超过1000毫克，过多摄入可致阴道分泌物减少。 |
| 维生素D | 鱼油，黄油，蛋黄，阳光照射 | 有助于骨骼牙齿健康，促进钙吸收。 |
| 维生素E | 全麦食品，坚果，果仁，蛋类 | 抗氧化，有助于皮肤、神经、肌肉、红细胞健康，促进生育。 |
| 铁 | 瘦肉，西兰花，菠菜，杏肉干，梅干，沙丁鱼，燕麦，蛋类 | 保持红细胞数目，使血液处于氧化状态，提供能量和促进女性生育功能(动物来源的铁较植物来源的铁易吸收，维生素C可促进铁的吸收)。 |
| 锌 | 瘦肉，鱼，蛋类，南瓜，葵花籽，豌豆，燕麦，杏仁 | 精子及卵子生成，促进细胞分裂，增强免疫功能，保证精子数量和活力，维持月经正常。 |
| 硒 | 坚果，蛋类，肉类，鱼，葵花籽，黄油，燕麦 | 抗氧化，促进生育功能，有利于正常精子的发育，预防染色体异常。 |

# Q 哪些食物可以提高生育能力？

没有任何一种食物可以保证能提高生育能力，但是有些食物对健康有很大益处。据报道某些食物可以降低跟生育相关病的13146821760几率。

**提高性欲的食物** 有些食物因其在外形与生殖器官相似，而被认为具有提高性欲和生育能力的作用，主要包括石榴、牛油果、香蕉、无花果、大枣、龙须菜、杏仁、大蒜、牡蛎等。虽然它们的功效是否真如传说中所说还有待进一步证实，但这些食物中所含有的维生素及矿物质确实是对生育有好处的。

**健脑食品** 食用富含色氨酸及酪氨酸的食品可以提高脑内血管紧张素及多巴胺的水平。这些化学物质可以促进女性激素的分泌，使受精卵更易着床于子宫内膜。色氨酸在荷兰芹、木瓜、大枣、香蕉、芹菜、螺旋藻、胡萝卜、杏干、番薯、葵花籽及杏仁等中含量较多，而酪氨酸多见于瘦肉、火鸡肉、鱼类（如鳕鱼，花鲈鱼，沙丁鱼等）蟹、豆类以及燕麦。

**提高精子及卵子质量的食品** 精子以及卵子易受自由基的损伤。富含黄酮的食品可以起到保护作用。黄酮是一类植物色素，它的存在使得水果有了不同的颜色，而且本身有潜在的抗氧化能力，可以中和由自由基造成的损伤。蓝莓、山莓、浆果、葡萄、橙子、桃子、李子及番茄均含有丰富的黄酮类物质。

**生精食品** 体内某些营养素的缺乏可以影响到精子的生成，其中对提高精子数目以及精子质量最重要的两种元素是锌和维生素C。锌主要来源于坚果、蛋类、鱼、果仁以及谷物，而维生素C主要来自于绿叶蔬菜水果如奇异果、番茄等。

保持阴道正常分泌物的食品：女性阴道内的碱性环境是适合运输精子的环境，所以富含碱性食品的饮食如水果和蔬菜是能够促进生育的。尝试一下龙须菜、竹笋、土豆、苹果、牛油果、浆果、芒果、橄榄以及桃子。

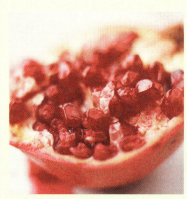

**石榴**自古以来就被人们认为是生育的象征，其内含有丰富的抗氧化物及多种维生素，还富含锌元素。

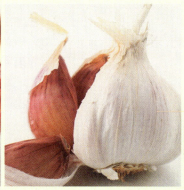

**大蒜**中含有丰富的维生素A，B，C，也含有大量有益于身体健康的锌和钾。

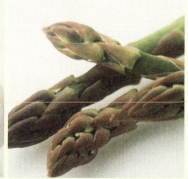

**竹笋**中的叶酸可以预防出生缺陷，所以在怀孕前这是一个理想的食物选择。

**Q** 我的饮食非常健康，但我好像体验不到这些好处，这是为什么呢？

**选择正确的食物固然是重要的**，但是健康饮食带来的好处在很大程度上受生活方式的影响——比如压力过大就会使体内维生素C流失，咖啡因及酒精(特别是咖啡和酒)也会引起体内许多维生素和矿物质如B族维生素、锌、钙的流失。吸烟也可影响体内维生素C及维生素E的含量。如果你经常情绪低落，这会严重降低健康饮食带给你的好处。

**Q** 碱性食物和酸性食物哪一种更适合我？

**比起酸性环境**，保持体内处于碱性环境更有利于

维持健康，提高生育能力。我们经常在日常生活中摄入过多的酸性食物，如大量的动物蛋白、糖、脂肪、酒精、咖啡、人工添加剂如精炼碳水化合物等。有一种依靠高蛋白摄入的减肥方法(只吃肉、鱼、鸡蛋，乳类)对准备怀孕的女性是有害处的。这种饮食可减少体内钙、镁、钾等矿物质的含量，这些矿物质对中和体内的过度酸性状态是有重要作用的。碳酸饮料含有大量的磷，使机体处于酸性状态，故不推荐饮用。酸性环境使骨骼内的钙释放出来以中和酸，这会增加骨质疏松的危险。所以我们一定要多食用碱性食品，如新鲜水果、蔬菜、坚果、果仁、谷物等，而且还要多喝水。

# **Q** 哪些添加剂对人体有害？

把食物中所有的添加剂都清除是不现实的，但我们应尽可能地减少添加剂的摄入。要养成阅读食物标签的习惯：一般来讲，食物中含有的添加剂种类越少，其安全系数就越高。

**盐** 这是第一个应从饮食中尽量避免的食物添加剂。高盐食品可引起高血压，而且由于其对健康的影响，它可对生育能力尤其是男性的生育能力有不利的影响(见第52页)。

减少高盐食物的摄入，如饼干、咸味坚果，对那些方便食品中所含的盐分也要警惕，对一些看似无害的食品如面包、谷物也要小心，因为部分中也含有很多的盐。做饭时要少放盐。不久之后你的胃口就会习惯这种低盐的饮食了。

**阿斯巴特（糖精）及其他人工甜味剂** 多见于

甜味的减肥食品及饮料中。有些研究证实这些人工甜味剂会引起抑郁、体重增加、增加不育及自然流产的几率，所以准备怀孕时要避免食用这些东西。

**丙烯酰胺** 淀粉类食品如土豆高温煎炸时能产生这种物质，如薯片、脆饼干等。现已证实丙烯酰胺可使鼠的生育能力降低，在动物实验中还有致癌作用，所以日常饮食中要尽量减少这类食品的摄入。

**味精(MSG)和防腐剂、人工色素及人工调味剂** 这些物质经常用来给食物提味，并使外观看起来诱人。虽然许多添加剂及防腐剂被认为是安全的，但几种物质一同食用会对身体有不利的影响。如果一种食物标签中含有许多你没听说过的添加剂成分，就不要食用。

# Q 咖啡因对人的代谢有什么影响？

**咖啡因**在摄入15分钟后就会进入到血液，从而起到兴奋作用，它使垂体刺激肾上腺分泌肾上腺素，使血压升高，心率增加，还能起到利尿的作用，也就是说它可以促进人体排尿，从而使身体失水。一杯咖啡或茶中咖啡因的含量与饮用量、制作方法、咖啡豆或茶叶的种类有关。巧克力(特别是白巧克力)及可可也含有少量的咖啡因。咖啡因进入体内一个小时后作用下降，升高的血糖(由肾上腺素所致)再次下降，这会使你对咖啡因产生依赖。咖啡的利尿作用也会使人感到乏力，从而会使你再喝咖啡。

# Q 咖啡因对生育以及妊娠有何影响？

**研究发现**女性摄入过多咖啡因会出现生育方面的问题。如果每天摄入300 mg以上的咖啡因——相当于两杯咖啡(见下表)——这种风险就更大。关于在孕前及孕期服用咖啡因是否安全以及安全剂量目前为止并没有明确的证据。但是为了安全起见，你应在怀孕前尽量减少咖啡因的摄入。

## 咖啡因的含量

| 饮料类别 | 咖啡因含量 |
| --- | --- |
| 240毫升煮咖啡 | 150毫克 |
| 240毫升速溶咖啡 | 100毫克 |
| 240毫升茶 | 60—90毫克 |
| 355毫升罐装咖啡因饮料 | 35—40毫克 |
| 28克黑巧克力 | 20毫克 |

# Q 我应该如何减少咖啡因的摄入？

**对于经常饮用咖啡特别是每天都饮用大量咖啡的人**，如果突然停用时会有很多不适，表现为疲倦、恶心、头痛、困倦、手抖、情绪波动等不适症状。为了避免或缓解这些戒断症状，我建议你慢慢减量，比如说每天减少两杯咖啡，直至减完为止。

# Q 我该如何记录我的饮食情况？

**知道了什么是健康的饮食后**，你可以借助饮食日记来记录你的饮食。把一周内吃的东西记录下来可让你更清楚地了解自己的饮食是否是健康的，以及对自己的饮食需要做出调整。

把你吃的及喝的每一样东西都记录下来(包括酒)，哪怕只是吃了一小口。即使在酒吧吃的一小袋饼干也会增加你一天的盐及饱和脂肪酸的摄入。又如你在工作时喝的几杯咖啡或一罐碳酸饮料，也使你在不知不觉中摄入了过量的咖啡因。

对比一下你的饮食中健康和不健康的食物，前者是否多于后者呢？你每天是否坚持吃五份以上的蔬菜水果呢？你吃的瘦肉是否多于肥肉？你每周吃几次方便食品或快餐？你看到这些结果会感到惊讶吗？

说到饮食习惯没有人是绝对完美的，但是通过饮食日记可以看到你还需在哪些方面做改进。要把重点放在那些能提高你的健康及生育能力的变化上。

# Q 食物过敏与食物不耐受有何区别？

**食物过敏**指机体将正常无害的物质误认为危险而做出相应反应，免疫系统产生抗体，释放组胺。但真正对某种或某类食物过敏是非常罕见的，即使那些有过敏的人也能在早期做出诊断：食用某种食物几分钟内机体免疫系统出现强烈反应，而表现出皮疹，荨麻疹，水肿，甚至呼吸困难或血压下降等一系列症状，严重者可危及生命。最常引起过敏的物质包括花生、坚果、鱼、贝类食品及鸡蛋。

与食物过敏不同，越来越多的人开始出现对食物的不耐受，但专业人士对确切病因尚无共识。有人认为环境污染，食物中的化学添加物，机体的免疫系统以及我们周围日渐无菌的环境是主要原因。食物不耐受可出现一系列延迟出现的症状，如哮喘、湿疹、偏头痛、头痛、疲倦以及消化道症状等。如果你认为你有食物不耐受的问题，你可以咨询私人医生，或去当地医院的过敏专家门诊，也可找一个资深的营养师来做相关的检查。

认自己存在这样的问题，那么避免食用过敏源是非常重要的。如果你怀疑自己有食物不耐受的问题，在删减掉这种食物前一定要做适当的检查。不要在没找到罪魁祸首前就轻易不吃某一类食品。

## Q 食物过敏或食物不耐受会影响生育吗？

**食物过敏或食物不耐受**会影响机体对营养素的吸收，当然也包括一些可促进生育的营养素。如果你确

## Q 常引起不耐受的食物有哪些？

世界上没有哪一种食物绝对不会引起人的不耐受。人们说柑橘或巧克力经常会导致这类问题，但是引起食物不耐受最常见的两类食物是牛奶(包括乳制品)及麸质。

**牛奶** 牛奶对大多数人是安全的，但确实有一些人对牛奶是不耐受的。人类生来体内就存在着能消化人奶及其他哺乳动物的奶中乳糖的酶类。如果孩子在断奶后饮食中没有牛奶(很多亚洲国家都是这样的)，大脑会认为身体不再需要乳糖酶了。一旦体内没有了乳糖酶，就会出现牛奶不耐受的问题。严重的牛奶不耐受经常会在早期发现。用羊奶替代牛奶并不是解决办法，因为羊奶中也含有乳糖。豆奶已经越来越多地用于替代牛奶，但是要知道，西方国家越来越多的人出现对豆奶过敏或不耐受的问题，所以豆奶并不是一个长期的理想替代品。

**麸质** 多来源于小麦、裸麦、大麦及燕麦，其中燕麦中含量略低一些。若食用这些食品后出现腹泻、腹胀、腹痛、乏力等症状应考虑是否有不耐受的问题，但仍需要经专业的医学人士检查后才能确诊。如果在没有充足的证据下就贸然把所有这些食品都排除将会对你的健康造成很大的影响，这会引起体内重要营养素的缺乏，从而影响你的生育。

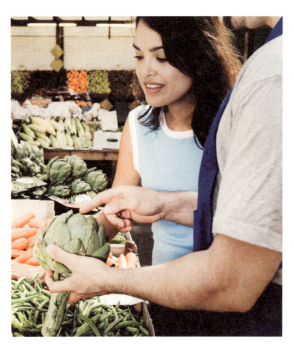

买水果和蔬菜时一定要买新鲜的，如果是有机食品就更好了。

# Q 我们吃的东西必须都是有机食品吗？

**有机食物**非常贵，如果要求所有的食物都是有机的，那确实有些太奢侈了。在我看来，购买新鲜食品是非常重要的，所以与其每周去一趟超市来一次大购物，不如隔几天就去买一些新鲜食品。如果经济条件允许，你可以买一些有机肉及乳制品。要保证饮食的多样性，特别是要选用不同颜色的水果和蔬菜，只偏向于吃一两种有机食品也是不健康的。吃水果和蔬菜前一定要洗干净。

# Q 消化不良对健康和生育有什么影响？

**我认为消化功能**对一个人的生育及内分泌是有影响的。消化不良可影响机体对必需营养素的吸收，从而使人容易疲倦，并降低机体的免疫力，增加感染和患病的可能。免疫系统异常使人更容易出现食物不耐受或食物过敏的问题，而既往的食物不耐受或食物过敏也会因此更加严重。此外，消化不良还会引起内分泌失调，从而影响生育。

首先，你应该评估一下你的生活方式，试回答以下几个问题：

- 你经常在晚上吃东西吗？
- 你晚饭经常吃很多吗？
- 你进食很快吗？
- 你的饮食中脂肪含量很高吗？
- 你经常大量饮酒吗？
- 你压力大吗？
- 你经常吃精加工或垃圾食品吗？
- 你每天吃的水果及蔬菜少于三份吗？

如果以上问题中你的回答是"是"，你的生活方式就有可能存在着问题。你可通过改变生活方式来改善你的消化功能，具体方法详见第五章，你也需要改变饮食结构来增进健康以及生育能力。

如果通过上述方法不能改善你的消化问题，你应去看医生以排除一些潜在的健康问题。同样，如果你认为自己有食物不耐受的问题，你也应该在医生的帮助下找出引起问题的食物。

# Q 消化不良的原因都有哪些？

**消化不良**主要表现为便秘、腹泻、腹胀、烧心等，其原因有多种，可以是生活方式的问题，也可以是用药或食物不耐受所致。

# Q 我为什么对于一些饮食总是很难坚持下来？

**女性的饮食**比男性更容易受情绪及精力的影响。女人们在疲劳、压力大、焦虑、失落时，总是会吃很多甜食，并出现饮食方面的问题。女人们经常在月经前出现这种饮食方面的波动。40%的女性都患有经前期综合征，孕激素、雌激素、睾丸素以及血管紧张素等可使得女人们产生这种大量进食碳水化合物的欲望（见第102页）。这些甜食可以快速升高血液中血管紧张素及内啡肽的水平，但这往往是短效的。

# Q 如何避免暴饮暴食？

**吃一些碳水化合物**来满足自己的食欲是没有问题的，但是不要吃那些简单或精加工的碳水化合物，因为这些食品可引起体内血糖的波动，反而会增加你的食欲，导致体重增加、内分泌失调等一系列问题。我建议你吃一些复合碳水化合物，如果有可能的话搭配一些蛋白质，比如说，你可以将坚果或奶酪（高蛋白食品）与水果搭配进食，或在吃杏肉干时饮用一杯牛奶，这可以起到延缓食物消化吸收并平衡血糖水平的作用，并使你避免暴饮暴食。

情绪波动及激素水平的波动会使人食欲增加。少食多餐可以降低人的食欲，这样做可以使血糖水平保持平稳，并避免低血糖的出现。

一天中进食要有规律，不要不吃饭。

多饮用乳制品（补钙）及绿叶蔬菜以增加体内钙镁的含量，有报道称这可以使经前期综合征的症状缓解率达40%—50%。

多饮水，多运动，保证一周内至少运动三次（见第90页）。

尽量避免那些使食欲增加的事情。如果你下班后想吃甜食，那就在下班前先吃一些健康的零食，这样你就不会有吃一大堆巧克力棒的冲动了。

# Q 为什么饮食问题经常出现在女人身上？

这一章讲的是饮食与人类健康的关系，而一些饮食方面的问题经常会出现在女人身上。很少有人能够从容面对眼前的美食，而女性朋友中有多达30%的人都在节食。但是在怀孕前是不应该节食的——除非你的体重对生育有了严重的影响——健康饮食是非常重要的。

许多女性的饮食受情绪影响：许多人在沮丧、焦虑、压力大或体内激素波动尤其是经前期经常会毫无节制地吃东西，会吃很多垃圾食品。

如果你发现自己的饮食受情绪影响，你就需要找出这些不良饮习惯背后的原因了。这可能会需要一段时间，有些人还可能会需要专业帮助，但是一旦有了健康的饮食习惯后你的健康及生育能力都会有所改善。

# 如何促进消化？

下面向您介绍几种促进消化的方法，这些方法只需要您在饮食习惯上做一些小小的改变：

在合适的时间吃早餐：中医认为，早晨七点到九点是一个人消化能力最强的时候。

避免在午餐时吃过多的复合碳水化合物如糙米、豆类等，因为这些食物可使人昏昏入睡，精力下降。如果你不能做到这一点——比如说你习惯于在午餐时吃三明治——你可以适当吃一些瘦肉蛋白。动物蛋白中含有的色氨酸可促进体内血管紧张素的生成（见第100页），这是一种可以提升情绪的物质，对子宫内膜的生长也有重要的作用，而碳水化合物也可以促进血管紧张素的生成。

睡前两个小时，最好是四个小时内不要进食。晚餐不宜过多进食（其实每顿饭都不应过多进食）。夜晚是一天中消化功能最低的时候，因为此时身体准备进入睡眠状态，各方面的代谢水平均逐渐降低。

与白天相比，胃肠道消化食物的速率在夜间会降低50%，所以要尽量避免夜间进食过多。

避免夜间进食难消化的生食品，吃水果也尽量选择较早的时间。

避免进食过快。人在匆忙进食时进食量是很惊人的。而且过快进食也不利于食物的消化。

饥饿时进食，吃饱时停止进食。不要强迫自己把盘里的东西全部吃光，否则饭后你会觉得肚子非常胀。

吃饭时要细嚼慢咽。吃饭的时候要放慢速度。消化过程其实从口腔内就开始了，口腔中的唾液含有大量的消化酶，如果进食过快，食物就得不到充分的消化。此外，细嚼慢咽还可以使你有饱腹感，这样你就不会吃太多了。

## Q 饮食问题对生育能力有影响吗？

**有些妇女的饮食问题**远远超过了普通减肥所带来的影响。这些越来越普遍的饮食问题——如食欲降低、厌食症等——有可能会对女性的生殖健康造成毁灭性的损害。这些问题的处理方法并不在本书的介绍范围之内，因为从根本上说这属于心理问题。饮食问题可影响人体的内分泌功能，并对女性的生育有一定的影响，所以如果你存在这方面的问题，应及时向专业人士咨询。体重及体内脂肪含量过低还会引起闭经或月经不调，这也会降低你的受孕几率。即使在这种低体重状态下你有幸怀孕了，你体内也缺少重要的营养素，这会对宝宝的健康有不利的影响。

我帮助过许多虽有饮食问题但选择继续妊娠的女性，这些孕妇需要更多的支持和帮助，他们自己也需要对自己的生活方式做出很大的调整以保证妊娠过程的顺利。

## Q 我在饮食上所做的改变什么时候能见效？

**不管你对饮食做出了哪些改变**，本章节的目的是为了让你了解到饮食不仅可以更健康，还可以更加多样化，更加有趣，做到这点，你就可以提高你的生育能力了。

当你在做这些改变时，不要企图一次就改变太多。循序渐进的改变可使你更好地保持这些习惯。三四个月以后你就会发现你的生育能力的改善，而你的总体健康水平在短短几周时间里也会有所改善，希望你能长期保持这些好的饮食习惯，这会对你长期的健康水平有所益处。

## 个案分析

阿曼达和大卫已经尝试怀孕18个月了。阿曼达过去有严重的厌食症，她现在的体重指数只有17。

阿曼达：我从十几岁开始就有饮食的问题，有的时候我的父母不得不带我去看医生。现在我想要一个宝宝了，才意识到饮食问题对我的身体所造成的影响。我现在对于饮食仍然非常节制，而且又很爱运动——我一周中有五六天都会出去跑步。我知道如果想怀孕，就必须从各个方面改变我的生活方式，但是一想到怀孕时体重会增加我就会非常紧张。

在每种饮食问题背后都隐藏着一些情绪问题，如果想提高生育能力，必须对这些问题加以重视。

**Q** 健康饮食购物最好的办法是什么？

**健康饮食**的首要问题是家中有健康的食品。许多人都对每周的采购很反感，他们每周都是在反复买同样的东西，这就很容易对你的饮食习惯造成不良影响，所以，厌倦情绪就如同坏计划一样，是健康饮食的天敌。

理想情况下，你应对自己的饮食有一个规划，列出一张表，经常出去购物可确保所购食物的新鲜，比如说，你可以每周尝试一种新菜谱，根据所需购物，还可以保持你对食物的兴趣，保证你的饮食健康。

建议你去能够看到精分割肉的地方买肉，这样你就会了解肉的不同切法，你也会发现哪些肉瘦肉多一些，这样会使你做出更多的菜肴。同样，比起在超市里买海鲜，鱼商那里可以提供更多鱼的种类和贝壳类食物，他们还会非常乐意告诉你不同海鲜的鉴别方法。

说到蔬菜和水果，你也应尽量使其多样化，而不应只局限于几种固定的种类，这可以使你摄入充足的矿物质和维生素。其实健康饮食的关键就在于饮食的多样化，这种方法可以使你从饮食中获得足够的营养素。

最后，避免你在饥饿或疲劳时购物，因为这样会使你买很多不健康食品，并且还没等你到家你就会迫不及待地吃光了。

# 饮食金律

你现在已经有了健康的饮食习惯，你会惊奇地发现自己爱上了饮食。你的购物和饮食习惯或许也已经发生了改变：

- 你会多次少量地购物，以便食物更新鲜。
- 你会多吃应季的食品。
- 你已抛弃了加工类食品和方便食品。
- 每天吃五份水果和蔬菜。
- 食用复合及未精制的碳水化合物。
- 每周吃红色肉类不超过两次。
- 你放弃了羊肉等脂肪含量高的肉，改吃瘦肉较多的牛肉、鹿肉，鹿肉和禽类差不多，脂肪含量也较低。
- 已经用坚果、果仁以及干果（但应避免食用二氧化硫喷洒的干果）代替了蛋糕和饼干，他们可提供更多的营养和持久的能量，使血糖水平更稳定。
- 用黄油代替奶油，黄油中富含维生素D，而奶油中氢化脂肪含量更高，而且黄油的口感更好。
- 多吃未加工或全麦面包（复合碳水化合物）。
- 多饮用有机奶，其较普通牛奶含有更多Ω-3脂肪酸。
- 以中草茶代替咖啡或茶。

# 问卷调查：健康的饮食习惯

> 读完本章后，你是否对自己的健康习惯有了一个大致的了解呢？它到底对你的健康以及生育能力有何影响呢？试回答以下问题，若你认为需要对自己的饮食做一些改变，而且希望这些改变能给你带来好处，不妨再重新阅读本章与此有关的相关话题。

**1** 你一天进食的水果或蔬菜是否少于五份？

是 □  否 □

这些食物中含有身体必需的营养素。

**2** 你经常不吃早饭吗？

是 □  否 □

一天三餐中早餐最为重要，尤其对于女性来说，经常不吃早饭可使体内血糖及激素分泌失衡。

**3** 你经常不吃午饭或晚饭吗？

是 □  否 □

经常不吃饭会使身体处于饥饿状态，机体会代偿性地储存更多的能量，并使之转化为脂肪。这也会使体内血糖水平降低，从而影响内分泌的平衡。

**4** 你经常吃甜食吗？

是 □  否 □

你需要调节你的血糖水平。相关细节请参考本书第102—103页。

**5** 你每天是否需要喝至少两杯咖啡（或4—5杯茶）？

是 □  否 □

咖啡因能起到利尿的作用，使身体处于失水状态（见第108页）。

**6** 你经常吃白面包吗？

是 □  否 □

白面包以及其他精加工食品营养价值并不高。减少这些食物的摄入会使你精力更充沛，也减少对甜食的依赖。你可以用全麦面包或糙米代替白面包。

**7** 做完饭后你是否会经常加盐？

是 □  否 □

盐摄入过多会引起血压升高，所以应尽量减少盐的摄入。具体方法可详见本书第107页。

**8** 你是否每周食用至少一次方便食品或外卖食品？

是 □  否 □

理想情况是你应该不吃这些食品。但如果你做不到，你应尽量减少这些食品的摄入。这些食物中往往含有过多的盐、脂肪及添加剂。

**9** 你是否有消化系统问题或便秘？

是 □  否 □

你的身体可能存在营养吸收的问题。（见本书第110—111页）。

**10** 你是否经常在睡前两小时内吃东西？

**是** ☐　**否** ☐

这会影响到食物的消化，试着早点儿吃东西，这会促进食物的消化。

**11** 你是否在吃饱时还强迫自己吃完盘子里的东西？

**是** ☐　**否** ☐

这不仅可以使体重增加，还会使你在饭后出现胃胀、腹胀或烧心等不适。当你觉得吃饱时停止进食会使你感觉好一些。

**12** 你是否经常吃一些甜的、咸的或高脂的零食？

**是** ☐　**否** ☐

你可以用一些健康的零食来代替这些垃圾食品以避免增加体重或使体内血糖水平失衡。

**13** 如果不将茶及咖啡计算在内，你一天内摄入的水分是否少于1升？

**是** ☐　**否** ☐

缺水会使得体内血糖水平失衡，并能使人感到疲乏，从而误导人们进食更多的食物来补充能量。

**14** 你是否有暴饮暴食的习惯？

**是** ☐　**否** ☐

这会使得体内激素及血糖水平失衡，从而影响到你的受孕。详见本书第111—112页讲述。

**15** 你是否经常节食？

**是** ☐　**否** ☐

节食同样会影响到体内激素的分泌从而影响人的受孕，所以减肥的时候要有一个健康的、合理的、并且现实的饮食习惯。你可再仔细阅读一下本章的内容。

# 你的分数

**0—3分** 在饮食习惯上每个人都似乎多少有些不好的习惯，但是你的饮食习惯是非常健康的。在这个方面你已经做到最好了，这对增强你的生育能力有很大的好处。

**4—7分** 总体来说你的饮食习惯是健康的。你应好好反思一下上述你回答"是"的问题，在这些方面做一些改善，能进一步提高你的生育能力。

**8—11分** 你的饮食习惯不是非常健康，这可能是由于你的生活所造成的，如工作时间长在某种程度上会影响到你的饮食。重新阅读本书的第五章及第六章并找到适合自己的改善方法。在一段时间内做出一些改变，你就会看到平稳的改进。

**12—15分** 不需我讲，你就应该知道自己的饮食习惯是多么不健康了吧。你很有可能体内会缺少某种营养素或存在血糖的问题。你极有可能存在内分泌的问题。但幸运的是，在提高生育能力上，改变饮食习惯是最容易的方法，所以你应该找一些改变饮食习惯的方法，对你的健康非常受益，而且你的生育能力也会有所提高。

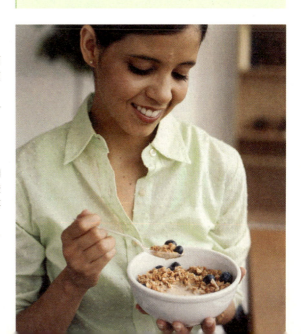

"我们的**情绪**和**身体**是紧密联系的，**放松**可以**增加生育力**"

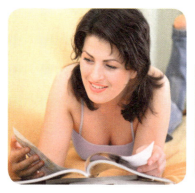
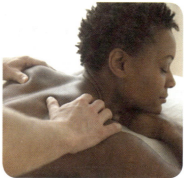
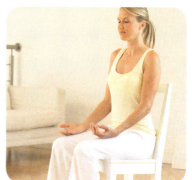

# 第七章
## 身心链与妊娠

# 第七章 身心链与妊娠

> **心理因素**在受孕及怀孕过程中所起到的具体作用虽然目前尚未明确，但它们之间确实存在着一定的联系。一个人的**性格**、**自我调节压力的能力**以及**既往的经历**，能在某种程度上影响到一个人的生理机能。

## Q 什么是身心链？

**我认为身心链**并不单纯指情绪对我们身体的影响，我们还要学会用心去聆听自己的身体，并保持身心的和谐，利用心理与生理的关系来指导我们的生活，调节自己的身体和精神状态。也就是说，我们要学会控制自己的身心，使我们的日常生活尽可能过得更好。

日常生活压力无所不在，但大自然赋予了人类完美的神经系统及神经反射机制（见第82—83页），这种人类特有的生理功能使得我们能够很好地去面对应激事件。当压力反馈失调时，压力本身就会以症状表现出来。由此可以看出，我们所面对的主要问题并不是生活中是否有压力，而是我们对待压力的态度以及其所带来的负面情绪的影响。放松心情、改变生活方式（如运动、饮食习惯的改变）、提高机体抵抗力，该三项不仅可以帮助我们缓解生活中的压力，而且还起到维持生活平衡、改善情绪的作用。一个身心都达到平衡状态的健康人，其生育能力也会是正常的。

怀孕前我们应找到适合自己的缓解压力的方法，这样可以使身体的重要器官如卵巢等生殖器官以及大

脑得到充分的血供。试着去学习一些放松的技巧，如深呼吸、静坐（见第122—123页）等。你也要试着放慢生活的节奏以保证充足的休息，这可以起到降低心率，改善重要器官的血供，放松心情的作用，使我们始终保持一种积极快乐的心情。

## Q 性格对生育能力有什么影响？

**个性可以分为很多种**，具体到某一个人其性格可以融合几种不同的个性。比如说，在不同的时间，你可以是一个乐观主义者，一个悲观主义者，完美主义者或宿命者，还可以兼具以上特点。但每个人都会有一个主导的性格，如果主导性格是积极的，那没有什么问题，但如果主导性格是负面消极的，如经常会生气、焦虑、担忧、悲伤，问题就比较严重了。如果这种负面性格对你的日常生活特别是生育能力造成了影响，你就应该去寻找解决问题的方法了。

如果你天生比较悲观，比如说你会为任何事感到担忧，小小的困难在你看来也是无法逾越的，那这样生活就会愈加复杂，心理的压力也会越来越大。慢慢地，你就会发现所有事情都变得异常困难。你应该使用本书给出的解决方法来帮你改变这种性格，否则这样的性格会使你长期处于精神紧张的状态，最终会影响到你的受孕。总之，性格对人的生理功能是有影响的，正因如此，我们需要了解自己的性格，并找出调节情绪的方法。

---

**吉塔博士的小提示：**
试着用**乐观的态度**去面对生活，这样会使你更加健康。

**吉塔博士的小提示：**

　　大多数人日常都注意体育锻炼，但要知道**心理的训练**也是非常重要的。

**Q** 情绪会影响人的生育吗？

　　**一些负面情绪**如担忧、焦虑、悲伤等对生育是有影响的，它可以增加体内应激激素的水平（见第82—84页），进而影响体内免疫系统及激素的平衡，最终对生育功能造成不良影响。西方医学是以循证医学为基础且依靠科学研究的一门科学，它在压力、情绪与生育之间的相互作用方面的研究处于起步阶段。但是中医(见第133—134页)很早就意识到了经络系统控制着受不同情绪影响的机体：上述负面情绪会导致中枢神经系统的功能失常，从而导致生理的问题。

**Q** 哪些情绪对生育有不利的影响？

　　**来我这儿的病人最常见的心理感觉**就是焦虑、担忧、失望、生气、忌妒、伤心、抑郁等。虽说目前没有证据表明这些情绪可以影响人的受孕，但是我这些年的临床经验似乎表明这两者之间确实有一定的内在联系，这可能是由于负面情绪所引起的生理反应所造成的(如内分泌失调等)。担忧和焦虑是很常见的，有些女人非常害怕怀孕（可能觉得心里还没有准备好），但更多的女人是在担心自己不能怀孕。这使得她们抑郁焦虑，并对所有与妊娠相关的事情都感到悲观。任何事情都不能使她打起精神，这种气愤、失望以及妒忌的情绪可以从他们的语言或面部表情上表现出来，还可以表现为应激激素水平升高引起的呼吸短浅、心率增加等症状。如果压抑住这些情绪，她们还会感到后背、颈部、肩部发紧，可能还会出现头痛症状。

　　悲伤也是很常见的，这可能是由于不能怀孕所致，严重时可发展为抑郁症，也可以是由前次妊娠失败、人工流产或自然流产造成。同样，亲人去世也是常见原因。

**Q** 如果并不擅长调节自己的情绪，在面对这些负面情绪时应怎么办呢？

　　**如果你想摆脱上述负面情绪**对你的困扰，以避免对你的生活造成太大的影响，你则需要改变对一些事情的看法。这并不是一件容易的事，也不是一时就能改变的，但你仍需要找出引起你这些负面情绪的原因，并找出相应的解决办法。你不妨试用一下本书介绍给您的那些放松方法（见第122页），与知心朋友聊天（不一定是你的爱人），改变一下生活方式，如去运动、保证充足的睡眠等，必要时还可以寻求心理咨询师的帮助。

　　使用上述一种或数种方法可以使你更好地控制自己的情绪，减少这些情绪对你的不良影响，进而减少其对健康的影响。

第七章

119

身心链与妊娠

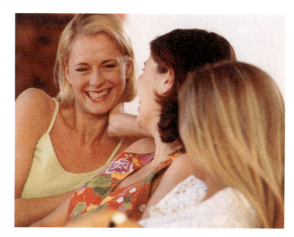

保持一颗乐观开朗的心是非常重要的，因为精神状态对一个人的健康和幸福是有很大的影响的。

# Q 既往精神创伤或生理疾病对人的生育有影响吗？

**有的人在小的时候曾受过心理或生理的创伤，**他们对怀孕这件事存在着心理障碍，包括那些希望怀孕的人也可能会有这方面的心理障碍。如果他在小时候曾经患过某种疾病，即使这种病本身和生育并无关系，他也往往会担心自己的生育能力是否正常。

同样，那些幼年时母亲或父亲去世的人（特别是丧母的人）也会深受这种创伤的影响，他们在潜意识里害怕怀孕，并对死亡充满恐惧。也有的人会对抚养孩子充满恐惧。不管是出于何原因，这些人都没有意识到他们这种过度的悲伤已超出了正常范围，这时他们需要心理咨询或心理治疗来帮他们从悲伤中解脱出来，以使他们的生活恢复正常。

毫无疑问，如果没有正确的心理疏导，幼年时所遭受的性虐待、生理虐待或精神污辱也会对一个人的生育有所影响。同样，家庭暴力也会影响人的情绪，进而影响夫妻关系的稳定。如果你认为这些事情影响到了你的身心健康，就应寻找解决问题的方法，否则其将会对你的生育造成不利影响。

# Q 小时候与父母的关系会对生育有影响吗？

**大多数人小时候与父母的关系**并不会影响他们长大后做父母。但是如果他与父母或一方关系很糟糕的话，就可能会在潜意识里影响他们的怀孕。有的人从来不与父母联系，也有人会感觉是父母毁了他们的幸福，如果父母离异，这也会对孩子造成一定的心理影响，使得他们长大后对自己成为父母有一定的顾虑。有一个很类似的情况也是值得我们重视的，很多被收养的孩子长大后都认为自己不可能有孩子，而最终也都会去收养别人的孩子。在排除了器质性疾病后，这些人应该去寻求心理帮助来帮他们摆脱这种焦虑情绪，避免让这种情绪占据他们的生活，影响他们的生育。

如果你的情况与上述相似，那你就应考虑一下这些是否给你带来了一些影响。如果事实如此，你应该寻求专业的心理帮助使自己清楚这些困扰你的问题。但是我也经常告诉我的病人并没有必要去深究每一件事情的原因。

# Q 夫妻关系对生育有影响吗？

**一个人的经历**会对他的生育有影响，同样你目前的夫妻关系也会影响到你的生育。对此你可能早已心知肚明，但是为了能尽早使自己怀孕，你早就把夫妻生活中一些棘手的问题置于脑后。但是，不和睦的夫妻关系本身就会使你精神过于紧张，引起一系列心理问题从而影响到你的受孕。

同样，一些女性朋友有意识或无意识地总在怀疑他们的爱人是否能成为一个好父亲，这主要与对方的教育背景、性格以及工作状态（如工作时间长，长期外出，工作收入不稳定等）有关。有时夫妻双方在儿女的教育方式上所存在的分歧也会导致这种现象出现。不论原因如何，女方有时会对对方的能力有所怀疑，但一旦他们决定怀孕，这些问题都是可以忽略不计的。

另外一个常见的原因就是双方之间有一个人更急于建立一个家庭，这也会造成双方关系的紧张。比如说，男方可能会觉得自己还年轻，或与前妻已经有过孩子，所以并不急于建立一个家庭，这难免会使女方心理受影响。

虽然这些问题不容易解决，但将这些问题摆在桌面上双方共同探讨一下解决问题的方法会减少它对双方关系的影响，会更有利于双方在要宝宝这个问题上达成共识。

# 相关链接：做好准备要孩子了吗？

大多数阅读此书的人都会毫不犹豫地回答"是"，因为你们都是抱着要怀孕的希望阅读此书的。但此时，我想让你认真想一下你想要宝宝的原因。

大多数夫妻要孩子的原因是认为目前的工作状态比较适合（或年龄比较大了，如女方超过了35岁），或是因为周围的朋友都有宝宝了，自己不想被落下。如果经历了几次失败的尝试，他们往往会感到非常沮丧，因为他们已经习惯了将生活中的任何事掌控在自己手中。他们或许想在最合适的时间怀孕，比如刚刚买了并装修完房子而且任何事情都准备好的时候。虽说这些原因本身并没有错误，但他们往往忽略了宝宝存在的真正意义。怀孕本身并不是结果，而是意味着新的开始，我希望朋友们都能明白这一点，使自己的生活为宝宝的到来做好准备。

## 你为什么想要宝宝呢？

- 你的朋友都有宝宝了吗？
- 你的爱人或你的家人在不停地催促你吗？
- 工作之余是想找点别的事情做吗？
- 现在的工作状态比较适合要宝宝吗？
- 夫妻关系和睦吗，你觉得你会是合格的父母吗？

# 展望以后的生活……

**我发现**来我这儿咨询的许多夫妻 —— 特别是女性 —— 特别喜欢沉溺于做母亲的浪漫幻想中，但他们经常忽略了照顾这个无助的小生命所需要付出的艰辛。虽然养育宝宝你会得到很多回报，但孩子确实也会给生活带来很多不便。还有些人与之相反，他们完全看不到宝宝所能带来的快乐，而只能看到宝宝带给生活的不便 —— 经济上受限，不自由了，社交生活和性生活少了，以及连续几年的睡眠不足。他们在内心里害怕怀孕，害怕养育孩子，

害怕孩子带给生活的压力。如果你有这种想法，可以坦诚地与你的爱人交谈，做出明智的选择。不管有多大的困难，不管要付出多大的牺牲，你都应能看到孩子带给我们的快乐。希望多年之后你会为自己做出怀孕的决定感到高兴，也希望你能更冷静更有所准备地去面对以后生活中所肩负的责任。我相信如果你对这个问题有了正确的看法后，会更有助于你的受孕的。

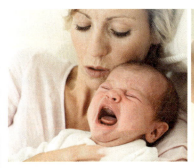

每个做父母的都会遇到这种艰难的时刻，感觉自己快要坚持不下去了。

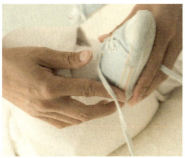

照顾宝宝意味着你要满足他或她生活中的每一个需要。

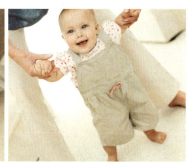

但当你看着宝宝渐渐成长起来，你会感到你所有的付出都是值得的。

# 相关链接：**学习放松**

我相信每天花费一点时间去**享受内心的平静与放松**，对于**维持**我们的**健康和幸福**是必要的。

保持良好的姿态可以使身体的氧摄入量提高30%。这会使你的胸廓充分扩张，吸入更多的氧气供给大脑及肌肉。

以下总结几个常用的自我放松的方法——你很快便会找到最适合自己的方法。无论是哪一种方法，呼吸是取得成功的关键。许多人的呼吸都很浅，他们用胸而不是用膈肌（肺底部一个穹窿状的肌肉）去呼吸，这样呼吸肺部不能充分扩张，身体得不到足够的氧气供应。在应激状态下你的呼吸会变得极为短浅，使你出现气短、头晕等症状。

## 学习呼吸

这听起来有些可笑，呼吸是我们日常生活中每时每刻都在做的，但是你要学着将呼吸放慢加深，以减少颈部及胸部的肌肉张力，减少呼吸做功，改善全身的血液循环，这更有利于你的健康。

### 深呼吸训练
- 取平卧位，弯曲膝盖（如果你觉得这样不舒服，你可以在膝盖下垫一个枕头）。一只手放在胸部，另一只手放于上腹部，这样你会感受到呼吸时胸部及膈肌的运动。

- 闭上眼睛，慢慢地通过鼻子吸气，这时你应该能感觉到胃部向外运动，而上面的手应保持不动。
- 收紧腹部肌肉，用嘴呼气，呼气时使腹部向内收紧，你上面的手还是应该保持不动。
- 此练习应每天做两次，每次持续5—10分钟，一开始你会感觉非常辛苦，但慢慢地就会变得轻松起来，逐渐你就会习惯于这样的呼吸方式。一旦你习惯了这样的呼吸方式，你就可以坐在椅子上，将头和颈部放松，使腿部在身前自然弯曲，做上述呼吸运动。

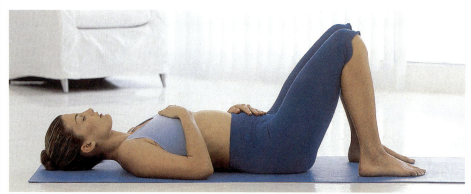

做呼吸运动时精力要集中，这可使你感觉更健康。

# 冥想

**在学会了深呼吸后**，你可以试一下冥想这个放松方法。闭上眼睛，想象任何一件使你放松的事情：比如躺在软软的沙滩上，海水轻轻拍打着你的脚，你在享受这温暖的日光浴。在做冥想的时候，要想象着周围的场景，想象着周围的声音，你皮肤的感觉，甚至是闻到的味道。不久你就会感觉到身心非常地放松，身心被愉悦的心情包围，身体达到了完全的放松，呼吸也会变得规律。有些人发现一张CD或一个磁带会帮助我们更好地达到这个目的。

不管你想象什么，你每天都要坚持至少20分钟。让自己只想象一些开心的事，催眠疗法也是一种很好的放松方法。

有人认为我们的身体更倾向于想象一些开心的事，这对我们的健康是有益处的。凡事都往好的方面想，这样会有助于缓解压力，提升健康，从而促进生育。一旦身体达到了放松状态，它就会感染到身体的每一个部位。冥想时将精力集中在生殖器官，想象你的目标都已经实现，想象着你的卵巢在排卵的情景。我经常采用这种方法让接受IVF后的病人想象受精卵着床的情景。

## 渐进性**肌肉放松法**

通过这种方法让你有意识地从身体某一部位放松肌肉，来使你体会到肌肉内部的张力或压力。体会到这种张力后，就可以帮助我们体会到身体是否在放松状态。

# 静坐

**静坐有很多不同的方式**，这是一种通过呼吸调节来达到放松的办法。研究证实这种放松方式对人的生理健康以及心理健康均有益处，可以使心率降低，并减少体内应激激素的生成。它可作用于副交感以及交感神经系统，平衡两者的作用，使副交感神经系统更有效地工作。

超觉静坐以及ACEM静坐是目前最流行的两种方式。超觉静坐时，你需要闭上你的眼睛，将精神"升华"到一个安静的状态，这种练习每天要做两次，每次20分钟。ACEM静坐时，闭上眼睛，让心里的意念自由来去，心里反复默念由一个静坐教师赋予的"静坐声音"。静坐后，你的身心都会得到很大的放松。

虽然静坐需要学习，但并不需要太长的时间，而且你还可以在家里练习静坐。你只需找一个温暖安静舒服的地方坐下或者躺下，每天找出一些时间练习就行了。

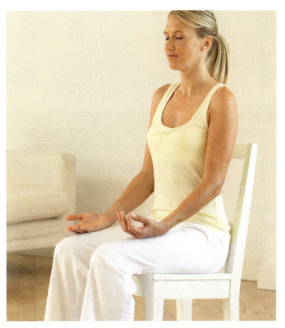

**每天练习静坐**是一件非常简单的事，可以使你的身心得到充分的休息，缓解你心理以及身体的疲劳。

**Q** 害怕怀孕，害怕生孩子会有什么不好的影响吗？

**有些人非常害怕怀孕**，害怕生孩子。有些人是因为在生第一胎时的一些可怕的经历影响到了他们要第二胎的决定。有些人习惯于通过控制饮食及坚持运动来保持体形，而怀孕时体形的变化也会使他们对妊娠有很大的顾虑，这会进一步影响到他们受孕的几率。

害怕生孩子是一种心理异常，这会在某种程度上影响到一个人的生育能力。他们可能担心怀孕造成的体型变化，也可能会担心自己承受不了生孩子时的疼痛，也可能是害怕怀孕潜在的风险。他们的朋友或许有过可怕的怀孕经历——事实上，他们不可避免地会从朋友、家人或同事那里听到一些关于生孩子的可怕的故事——这多少会影响到他们是否要怀孕的决定。

男人同样也会有类似的情况——他们害怕看到妻子生孩子时的疼痛，以及自己的宝宝在出生时所面临的"危险"。坦白地讲，男人们并不喜欢与妻子一同进入产房，一想到要与妻子一同经历这些"可怕"的事情可能会影响到他们想做父亲的愿望。

如果你害怕怀孕或者害怕生孩子，你应该试着从书籍或网络上多获取相关的知识以及相关的研究文章，我并不建议你去同密友交谈这些事情。通过学习，你会知道其实生孩子时所谓的那些风险发生率是很低的。

对于那些害怕体型走样的人来说，产后只要注意合理的饮食（其实那些为两个人吃饭的做法是完全没有必要的）以及锻炼，大多数人在产后不久就会减掉他们在孕期所增加的体重，而他们的身体在产前与产后所发生的变化别人几乎是看不出来的，甚至他们的丈夫也不会注意这些变化。以我的经验看来，一旦女人们有了可爱的宝宝，这足可以弥补他们在体型上所发生的一些细微的变化。

**Q** 身心健康还受什么别的因素影响吗？

**有些女人**——男人也是一样——经常会给自己施加压力，这也会影响到他们的受孕能力。比如，他们非常希望在某一特定的时间怀孕，或希望生一个男孩（或女孩），他们的朋友或家人或许也在不停问："你们什么时候要宝宝啊""我什么时候才能做奶奶啊"，这些问题经常缠绕着他们。如果不懂得如何处理这种外在压力，这将会对准备怀孕的人的身心健康造成不利的影响。

如果你存在这种自加的或外在的压力，你需要找出相应的解决办法。朋友无心说出的一些无恶意的话，有时你只需用几句玩笑回应即可。你可以给他们解释清楚原因，也可以暂不告诉你的计划，并向他们表明你不希望别人过多地窥探你的私人生活。只有你自己清楚该如何应对这样一个敏感的问题。当然，对于不同的人，你也要有不同的应对方法。一个较好对策可以帮你应付许多外来的压力。另外我需要强调的是，要对事不对人。为了这些事而与家人和朋友完全脱离联系只会给你生活的方方面面带来更多的不便。

如果这些压力来自于你自己，你需要分析一下这些问题为什么对你如此重要。即使在你看来最坏的情况发生那又将如何呢？必要的时候你还可以去心理咨询或采用一些放松的方法（见第122－123页）来缓解压力。

**Q** 我很难接受其他人怀孕的事实，这是正常的吗？

**当你在努力试着怀孕的时候**，遇到的最棘手的问题就是得知自己的亲朋怀孕的消息，这会给你带来很

**吉塔博士的小提示：**
控制你的生活和想法的这种感觉意味着解决你需要做出改变的事情。

大的外在压力。当你得知这个人已经先你一步得到了你最想要的东西——怀孕——时，许多负面情绪都会接踵而来，如伤心、妒忌、气愤等，这时你是很难能够控制自己的这些情绪的。在这种情况下，要告诫自己这个人怀孕并不会影响到你受孕的几率。这个世界的宝宝是无限的，别人的怀孕并不会对你造成任何影响。你应该坦诚地对这个人解释你为什么不为她怀孕感到高兴的原因。

一两个挚友倾诉能带来很大的帮助。这个人可以是你的朋友，家人或与你没有任何血缘关系的专业心理咨询师，关键是这个人可以作为你情感渲泄的阀门。因为不管你的夫妻关系有多么和睦，如果你只能对你的爱人讲述这些烦恼，其实并起不到太大的作用。事实上如果你的爱人是你唯一的发泄感情的人，你会无形中给他或她压上了太多的情感负担。所以，最好的办法是同爱人以外的其他人来谈论这些问题。

# Q 我是否可以同爱人以外的其他人交谈我的感受呢？

**许多人发现**将他们的烦恼以及压力向爱人以外的

# 相关链接： 简单的放松

**很显然**，人们经常连这种最简单的放松都没有时间来做，这种方法就是什么事情也不做。我们都习惯了生活中的忙忙碌碌，我们的生活和工作意味着忙碌，但是很多人最终都是空忙碌一场。我们的体力所剩无几，当我们准备要宝宝的时候，特别是当你已经尝试了一段时间后，我们有必要增加体内的能量储备。这就是说，你要在你日常忙碌疯狂的生活方式与休闲时间之间找一个真正的平衡点。

## 简单**的放松**方法

- 听一些能使你放松的音乐。
- 坐在公园或花园时听鸟儿鸣叫。
- 选用一些带有熏衣草、橙子或甘菊味道的精油，让你的爱人给你做一次按摩可以起到很好的放松效果。
- 点上香熏蜡烛，如玫瑰、橙子、檀香、依兰，可以在房间里营造一种非常放松的氛围。

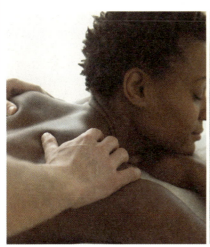

用精油给你的爱人来一次按摩既可以放松，也可以提高双方的性欲。

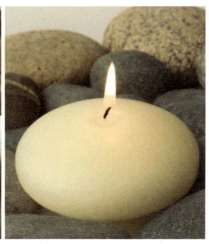

在一个昏暗的房间点燃一支带香味的蜡烛可以营造一个放松舒适的氛围。

# 问卷调查: 心理健康

读完本章后，对于心理及情绪因素对我们的健康及生育能力的影响您应该有了更清楚的认识。回答以下的问题，如果答案为"是"，记为1分，根据得分情况测试一下自己的心理平衡。

身心链与妊娠

**1** 你是否喜欢掌控所有的事情而不是任其自由发展？

**是**☐ **否**☐

不能按计划怀孕会导致您出现不必要的紧张情绪。阅读本书122—123页来学习一些放松的小技巧。

**2** 不做事情让你觉得很难受吗？

**是**☐ **否**☐

寻找到生活中的平衡点,养兵蓄锐是很重要的。阅读本书第125页来学习一些简单的放松方法吧。

**3** 你的水杯总是不满的吗？

**是**☐ **否**☐

悲观主义可导致负面情绪。找到一些能使你更乐观的方法（如放松和一些治疗方法），这对怀孕是非常重要的。

**4** 你是否担心你的爱人不是一个合格的父母？

**是**☐ **否**☐

对孩子教育方法的差异会影响到夫妻关系。如果你存在这方面的问题，你应该和你的爱人坦诚地对此问题进行交流。

**5** 你与父母的关系是不是很紧张？

**是**☐ **否**☐

家庭内部的一些问题可能会使你对是否要宝宝心存顾虑。阅读本书第120页，找到解决自己问题的办法。

**6** 你是否自幼丧母或丧父？

**是**☐ **否**☐

这种伤痛会对你造成一定的影响。你潜意识里可能害怕承担做父母的责任，因为你自己的家庭生活就充满了痛苦。要根据自己的情况决定是否需要专业的医学帮助（见第119页）。

**7** 你是否经历过亲人去世的痛苦？你是否经历过流产或引产，以至于你仍不能从痛苦中解脱出来？

**是**☐ **否**☐

悲伤是一种长期的过程，你可能并没有给自己充足的悲伤的时间，以至于不能从痛苦中走出来。这可能会对你的健康造成一定的影响。必要时您应该寻求专业帮助。

**8** 你是否担心自己不能在指定的时间段内受孕？

**是**☐ **否**☐

这种自我加压可以增加你的精神压力，从而对你的受孕造成不利影响。阅读本书124页来解决你的这个问题。

**9** 别人是否经常问你准备什么时候怀孕？或因要给家庭带来第一个孙子而感到了压力？

**是**☐ **否**☐

外部的压力即使是出于好意也不会带来任何有利的影响。见本书124页找到解决此问题的方法。

**10. 你自己是否是领养的孩子？**

**是**□  **否**□

那些自小领养的孩子经常怀疑自己的生育能力，很多人最终都会选择领养。（见第120页）

---

**你是否对怀孕及分娩过程感到害怕？**

**是**□  **否**□

对分娩的过分焦虑会影响到你的受孕。多了解一些安全正常的分娩过程，不要听别人讲那些恐怖的故事。

---

**你是否担心如何适应有宝宝的生活？**

**是**□  **否**□

有一些正在准备怀孕的夫妇担心他们在有了宝宝后就失去了自由，还有宝宝所带来的一些生活中的不便之处。阅读本书121页寻找解决办法。

# 您的得分：

**0—2分** 您目前的精神状态基本是处于平衡状态的，是比较适合怀孕的，但您仍不能忽视问卷中你回答"是"的那几个问题，确保这些问题在你怀孕时不会对你造成太大的影响。

**3—5分** 认真想想您回答"是"的那几个问题，在这几个方面做一些改善以避免其对您的身心造成负面影响。定期让自己放松一下。

**6—8分** 您应该寻求专业的帮助来解决这些影响你怀孕的问题。重新阅读本章，找到一种适合自己的放松方法，本书第八章的综合疗法也会对您有所帮助。

**9—12分** 读完本章，您也许已经意识到自己目前的精神状态已经影响到了生育能力。建议您去寻求专业的帮助——虽然不能立竿见影——避免这些心理问题对你的健康造成很大的负面影响。你可以在本章及第八章找到一些办法。

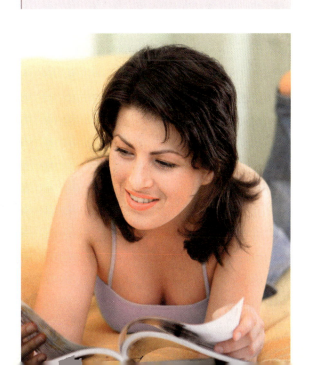

采用辅助疗法的**成功关键**是：你要找到一位你感到**舒服**的**医师**。

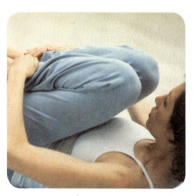 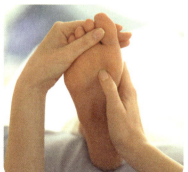 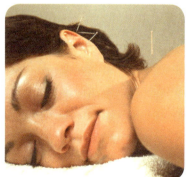

# 第八章

# 辅助治疗

**🖱 搜索引擎**

# 第八章 辅助治疗

我相信**综合方法**对健康极为有好处，当然对于受孕也有同样作用。综合方法就是要充分利用**辅助**和**主流药物治疗**。想要受孕的女性可以从辅助治疗中受益。本章节提供了一些可能会**对受孕有帮助**的建议。

**Q** 辅助治疗和替代治疗的区别。

**我见到过的夫妇**往往都不太清楚如何使用非常规的药物或治疗。实际上，就像从字面上看到的一样，辅助药物是对常规治疗的补充。它本身并不包含诊断措施等等，而只是主流药物治疗的补充手段。而替代治疗是指一整套对常规治疗方式的替换方法。

**Q** 综合治疗对内科的积极意义。

**这里牵涉到**怎么配合使用西药和辅助治疗手段来满足你的需求。其中辅助治疗的好处之一就是，在这样的治疗中，病人可以有充足的时间来跟医生放松的交谈。可惜的是，现在的家庭医师总是加班工作，以至于目前平均每个病人能有的咨询时间只有7分钟。这很不利于建立好的医患关系，对了解本不复杂的病人的健康状况也没有帮助。一般来说，当你计划生育下一代时，都会有一丝焦虑。特别是当你感觉到必须在短短的几分钟内把自己所有的想法都要告诉医生，

> **吉塔博士的小提示：**
> 结合**主流药物**和**辅助治疗**将会取得最好的疗效。

这种情况是很让人沮丧的。这会使你的情绪焦虑，而且这个问题短时间内无法解决。利用辅助手段或替代治疗能很好地解决这个问题，并且能让你觉得所有的情况都在你自己的掌握之中。

**Q** 如果我的家庭医师不喜欢使用辅助治疗方案的话，该怎么办？

**我觉得所有的家庭医师**都应该放开思路，多去关注一下辅助治疗方面的东西。当然，我也碰见过不少对任何形式的辅助治疗都持怀疑态度的家庭医师和会诊医生。他们认为，西药是解决健康问题的唯一途径。所以，当一个准妈妈相信这些手段，并且想尝试时，却得不到她的医生的支持。仅仅因为没有临床上的明确证据证明这些手段是有效的。当她满怀希望地想试着提高自己的受孕率时，却因得不到家庭医师或专家的支持而很沮丧。

如果你碰到了这种情况，我的建议就是尽量去查找相关资料，获取你要尝试的治疗方法的有利性的证据。现在有越来越多的证据，证明很多辅助和替代治疗手段对提高生育能力或机体其他方面的健康水平都大有裨益。所以在尝试某种方法前，多了解相关的资料相信是很重要的。有时候你可能会发现，正因为你的努力促使你的医生也慢慢地支持你的做法了。记住，另一面的例子我也见过，有的临床医师大谈特谈精神心理治疗的好处，可实际上这种方法作用并不明显。

# Q 如何找到合适的治疗手段？

**在众多的方案及临床医生的种种态度干扰下**，找到适合个体的方法是一项很艰难、令人困惑和费时的工作。最重要的是，我建议你自己做一下调查，从他们所能提供的疗法中找出哪种能方便地融入你的生活方式，你在什么地方住，在什么地方工作，哪一种能解决你最想解决的问题，并且经济上也能负担得起等等来综合考虑。问问周围的朋友和同事，往往他们的意见是最有价值的，并且能少走一些弯路。使用互联网查找一些事例和数字，并且咨询一下你感兴趣的治疗方式的正规机构。

不要遍地撒网。避免同时尝试过多的疗法。当你认识你已经缩小选择范围后，如果没有自己的医生的话，就需要找一个了。还要确认他或她隶属于合法的正规机构（参考132页）。

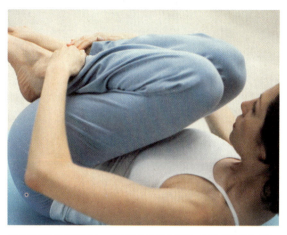

**健身操**有助于缓解压力，恢复身体激素的平衡，有助于提高生育力。

# Q 所有的疗法对提高生育力都有益么？

**我认为一些疗法**对想要怀孕的人是很有好处的。尽管没有足够的科学证据证明它们的效果，甚至有的根本没有证据证明。我在诊所里给出的建议主要有：

- 催眠术（详见133页）
- 健身操
- 传统中医疗法（详见133页）和针灸（详见134—135页）
- 手控淋巴引流疗法（详见137页）
- 反射疗法（详见137页）
- 冥想（详见123页）
- 营养疗法（使用食品和药物促进机体的愈合）
- 按摩

更为重要的是，在我的诊所里，我们会根据调查表制订一套具体计划，准确地满足你的需要以提高你的受孕几率。

需要注意的是，我提供了上述这些疗法并不说明我没有列举的疗法对提高生育力就没有作用。但是，我认为只有在注册医师的指导下才能小心使用诸如中药类的草药疗法。因为这些治疗方法可能会和你的饮食或你正服用的其他处方药，甚至是你身体的自身生理循环相互干扰。许多草药会和西药相互干扰甚至会打乱你的荷尔蒙。所以，不要因为草药等是天然的就认为它是安全的。

## Q 我该先做什么？

当你研究过某种疗法的好处并找到这方面的医生后，需要和他或她先谈谈，然后再决定是否参加相关的课程或进行治疗。我的建议就是，首先你要觉得能和这个医生和谐相处。我坚信，良好的医患关系是辅助治疗奏效的关键。如果你觉得这个医生谈论他自己多过你，或者在疗效方面给你施加压力，或者仅仅因为你和那个医生不合拍，没有默契，那么这个疗程很可能对你就没有效果。我始终觉得内心感受是最重要的。说服自己相信别人告诉你的很容易，但是还是需要在做出决定前思量一下。要记住一个疗法对一个人有效果，但是对其他人就不一定起效。

## Q 辅助治疗有法规吗？

辅助和替代治疗（CAM）作为整体使用也是有规可循的，这样人们在专科医生那里能更清楚地了解自己具体使用的治疗方法。其使用有两类法规可循：

**法定条例**主要用于规范经实践对人体有显著风险的治疗方法。目前，进行整骨疗法和指压按摩疗法的专科医生都必须在管理机构登记，否则就是非法行医。不久以后，针灸和中草药也要按法规使用。

**更多的临床医生遵循自愿的自我管理办法**，他们可以作为个体在专业的管理机构登记，但这些机构并不能强行要求他们去登记，尽管如此，有些标准他们还是要达到的。登记的医生并不要求有较高的医疗水平，但没有在任何相关机构注册的医生是不能行医的。近年来，很多医疗管理机构与综合健康基金会密切合作来改进专科医生的行医标准。

上议院专责委员会将CAM分为三组（见下表）

| 辅助治疗和替代治疗分组 | |
|---|---|
| **分组** | **包括** |
| 专业的替代治疗 | 脊椎指压治疗法，整骨疗法（包括法定条例规定的疗法在内），中药疗法，顺势疗法，针灸疗法。 |
| 辅助治疗 | 亚历山大健身技术，香薰按摩疗法，身体疗法（包括按摩推拿），心理学疗法，解压疗法，催眠疗法，冥想、反射论、康复疗法，营养疗法，瑜伽。 |
| 替代治疗 | 创立久远的医疗保健传统体系：<br>人智学疗法，印度草药疗法，中医疗法，东方疗法，物理疗法，传统中医疗法。<br>其他替代疗法：<br>水晶疗法，灵测术 (dowsing) 疗法，虹膜疗法，运动机能学疗法，放射疗法。 |

不要参加时间太长的疗法，也不要在一种疗法起效前就更换其他的疗法。也就是说，你应该给自己定个时间表，不要在没有一点疗效后还一周一周的，甚至一年一年的去重复进行这个疗法。如果你是为了怀孕，那么可以拿出4到6个月的时间来检查一下这种疗法是否有效。

正因为辅助疗法关注的是一个人（或一对夫妇）的各个层面的情况，所以它有时候是非常成功的。它关注的有：情感上、生理上的情况以及他们生活中发生的方方面面，比如他们的关系、家庭财政情况和工作上的压力等等。在治疗方法外可以做些改变，使你的生活方方面面都保持一种良好的状态也是很重要的。

## Q 催眠疗法对生育力的提高有作用么？

**催眠**是一种对心理和生理健康很有益的深层次的放松。和人们的看法不同的是，催眠只能在病人同意的情况下进行，而不能在他或她失去控制时进行。在催眠过程中，大脑的意识部分被暂时关闭，潜意识部分被激活。这种状态中，你会比较容易接受建议，并对负面的东西、深层的恐惧和憎恶比较迟钝。

催眠也可以减压，所以如果你还处于流产或者妊娠的中止等这样过去事件的痛苦中时，会非常有效。催眠疗法可以缓解处于不明原因不孕妇女的精神压力，因为它能消除阻碍受孕的潜意识内的精神紧张。即使你无法足够的放松以进入冥想的状态（尽管大部分人都可以），它也能让你十分放松，也能得到正面的印象和想法。于是，负面的情感和想法会被抛到一边，这有助于提高你的自信心。

一旦你从你的医生那里学到了如何进行这种放松的状态的方法，你便可以在家里自己练习了。所以这种疗法花费并不高。你也可以联合冥想和自我肯定的技术，为提高生育力提供更为积极的引导，而且这是提高受孕率所必需的。

## 在开始之前

在你考虑使用一种替代疗法之前，你应该考虑一下问题：

- 你是否研究过那种疗法是否适合你。
- 与你的医生进行面谈。
- 确定他们已在法律机构进行注册。
- 与多位医生进行交流。
- 相信自己的感觉，良好的医患关系是治疗成功的关键，必须与你的主治医生进行良好的沟通。
- 自作决定之前充分考虑清楚。
- 建立一个治疗周期（以4—6个月为宜），在治疗周期的最后评估自己的治疗效果。
- 坚持规律治疗，尤其你已经超过35岁时。
- 既不要长期不变地使用单一疗法，也不要经常更换治疗方法。

## Q 什么是中医（TCM）？

**中医**认为有一些特定的关于生命在自然法则中存在的规律。这就是我们的健康由一种生命力量控制，这种力量被称为"气"。气在人体内在被称为经脉的看不见的路径里流动。大多数主要的经脉都根据它们经过的主要内脏器官命名。中医从整体的角度看待疾病，当气不平衡时，人就会生病了。从外在的症状可以看出哪条经脉中的气发生了不平衡。每一个器官能显示出特定的不调和症状，医生正是通过观察分析这些症状来判断病症。

中医的治疗手段正是通过恢复气的流动和身体的平衡达到治病的目的。中医使用诸如中药、推拿和针灸等不同的手段来治疗。我本人并不使用，也不建议患者使用草药，因为它们可能产生不良的药物营养的干扰。但是，我认为针灸和推拿对想要受孕的女性来说是很有用的。

# 相关链接：针灸

越来越多的证据表明针灸和电子针灸有助于**提高生育力**，同时对治疗某些病症也能起到很大作用。

我在自己的诊所里使用针灸，来帮助那些想自然受孕以及想做试管婴儿的女性。对针灸的好处的研究已经做了很多，但是还不够。目前最大的难题就是没有统一的临床标准。尽管如此，很多医生还是确信针灸的作用，并且将它用于治疗各种病症。

## 针灸是如何起效的？

**人体共有365个针灸点**，或者叫穴位，分布于看不见的经脉上。这些穴位就像是微小的活门，用来调节气的流动。在这些穴位上扎入细针后，身体的自愈功能就会被激活了，然后内部的自然平衡就能得以恢复。

如果你年纪比较大，或者有已知的生育问题的话，找一个在这方面擅长的针灸师也是相当重要的。他可能会建议你在生活上做一些改变，比如生活方式或饮食方面（见第五、六章），以便达到中药所注重的全面的治疗效果。

这样的疗法可用于功能较差的器官的支持治疗和恢复身体的平衡；穴位的选择取决于患者的病史（包括生理上的和心理上的）。某些穴位对提高生育力特别有用，比如关元和命门。和生育相关的经脉有肾经、脾经和肝经。

为了重建女性身体的平衡和提高生育力，我常以一周为一个疗程，并建议做试管婴儿的女性患者一周进行两次针灸。

### 针灸的**好处**

- 可以增加子宫的血流灌注。
- 可以刺激内啡肽的产生，内啡肽会影响脑垂体的功能，并能刺激激素的产生
- 可以改善激素分泌失调。
- 对治疗妇科疾病有很好的疗效，例如子宫内膜异位症和多囊卵巢综合征（见第18页）。

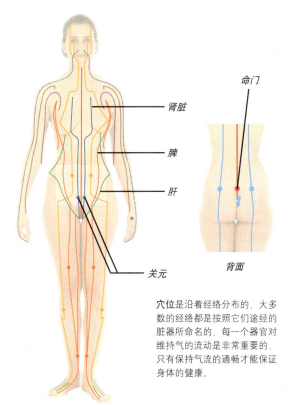

肾脏
脾
肝
关元
命门
背面

穴位是沿着经络分布的，大多数的经络都是按照它们途经的脏器所命名的，每一个器官对维持气的流动是非常重要的，只有保持气流的通畅才能保证身体的健康。

# 诊断是如何确立的？

　　**医生会问一些关于你生活习惯的问题**，并采取一系列体检来诊断问题可能出在哪里。如果你有不育的问题，医生会关注以下体征：

■ 舌头外观。这是一个重要的诊断依据，因为舌头的每个区域都代表了身体的不同位置。我会观察舌头的颜色和舌苔、舌裂的情况。

■ 声音。

■ 肤色。

■ 身体气味。

■ 腹部相对于身体其他部位的温度。例如，我发现很多有不育问题的妇女腹部冰冷。如果你的"气"流动正常的话，腹部应该和身体其他地方一样暖和。根据中医的说法，胚胎的生长需要一个温暖的环境。

■ 脉搏。脉诊要检查腕部的六个不同部位，每个部位对应不同的器官。脉象随着月经周期改变，而脉象的变化可以反应出身体的紊乱。

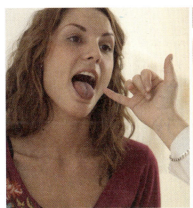 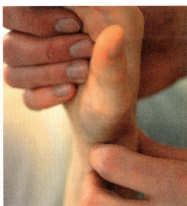 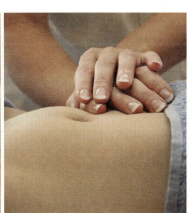

舌头不同的区域代表身体的不同部位　　　诊脉是诊断的关键　　　腹部诊断全身的皮肤温度应该是一致的

# 治疗是怎么进行的？

　　**医生会沿着经络寻找合适的穴位**，针会插入那个穴位。病人会有麻木的感觉，但不会感觉疼痛。

　　例如，如果症状提示存在肾功能不全，在经络上特定地方的针灸会支持肾脏并重塑平衡。根据中医理论，肾乃藏精之所。好精意味着强壮的精子、受精卵和健康的小孩。

　　耳朵在治疗中非常重要，因为中医认为耳朵是一个倒置的胎儿。耳朵周边超过120个穴位，在治疗内分泌紊乱方面特别有用。

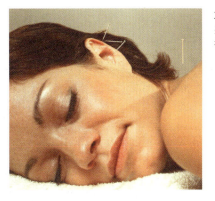

耳部针灸帮助调整身体内脏的结构和功能。

## Q 整骨术能改善生育能力吗？

**整骨治疗**是检查和治疗身体功能异常部位的方法，比如韧带、神经和关节。另外，如果身体处于稳态、工作正常，它会以最小的负荷运转、让你感觉浑身充满能量。整骨医生可以治疗多种不同的疾病，包括姿势异常、反复的压力性损伤、运动伤。有三种主要的结构性和姿势性劳损：

- 中颈（脖子和肩膀）
- 背腰关节（中下背部）
- 骶髂关节（下背及盆部）

不良姿势和运动伤会破坏肌肉、关节、韧带和神经间的平衡，从而导致妇科问题。

## Q 整骨医生要做什么？

**整骨医生**将每个病人作为一个整体来治疗，而不是只针对特定的症状。在初诊的时候，医生会询问你有关你的健康、生活方式和饮食的一些问题。脱掉外衣后，整骨医生将评估你的姿势、运动和体重。这样，医生会有一个对于你的问题的全面评估，从而据此制订治疗方案。

治疗通常包括多种推拿、伸展和按摩方法。每种治疗持续30到40分钟。你可能需要数周这样的治疗直到症状消失。部分病人治疗后会稍感头晕，但这种感觉通常最多在数小时内消失。但通常认为治疗后24小时内不要进行负重锻炼。

## Q 什么是颅骨按摩法？

**颅骨按摩法**是一种细致、精细的整骨治疗，它通过对颅骨的按摩达到释放全身压力和紧张的作用。操作者会感觉到微小的节律性形变，从而判断你的身体处于何种压力之下并据此采用无痛方法来治疗。治疗时程和传统的整骨治疗相似。如果导致不育的原因是内分泌紊乱的话，颅骨按摩会帮助垂体正常工作。通过使机体内重新取得平衡和释放内在压力，治疗对整体的健康有益。

从事颅骨按摩的医生要求通过专门的训练，但目前为止，颅骨按摩师并没有正式的从业证书。

## Q 整骨治疗有法规吗？

**整骨治疗**是少数受约束的辅助治疗和替代治疗之一。骨科协会注册于1998年，从2000年起，"整骨治疗"开始受法律保护。因此，在英国如果一个没有在骨科协会注册的人声称自己是整骨医生就构成犯罪。只有合乎很高的安全和资质标准的医生才能注册，而专业的赔偿保险也是必需的。整骨医生在取得资质前需要在临床训练的基础上有四到五年的项目训练。

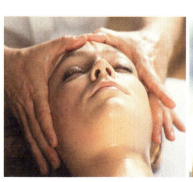
**颅骨按摩法**有助于改善垂体功能。

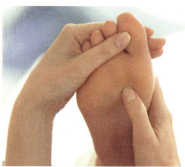
**反射治疗**可能有助于提高生育力。

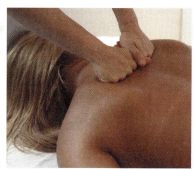
**手动淋巴引流**是采用按摩的方法，有助于身体内废物的排出。

## Q 反射治疗学对治疗不育有帮助吗？

**反射治疗学**是一种古老的补充医学，这种治疗通常是对足的特定地方进行按摩（偶尔也包括手）。神经末梢被刺激后引发身体其他地方的变化。这不是一种诊断的方法，但它可以检测到紊乱和疾病的体征。这种治疗并非处理特定疾病，它采取的是整体的观点来治疗疾病，通过重新塑造机体的平衡来使各个系统和谐工作。反射疗法不能治疗输卵管阻塞、子宫内膜异位症等不育疾病，但研究表明反射疗法能够帮助受PCOS、不明原因不育、痛经、闭经困扰的女性改善子宫血流，重塑正常的月经周期。明确反射疗法和这些现象是否有关联尚需进一步研究，但是能够肯定的是反射疗法是一种被认可的放松治疗，能够帮助部分病人改善失调、增加受孕机会。

## Q 什么是认知行为治疗（CBT）？认知行为治疗对生育问题是否有帮助？

**CBT是一种心理治疗**，在CBT中认知方法和行为方法结合来减轻焦虑和抑郁症状。因此，紧张的症状能够减轻或者消失，人生观、躯体健康和精神健康改善。CBT是基于这样的假设：不良的思维和行为是经过一段很长的时间学习获得的，因此可以通过恰当的方法、锻炼、练习得以消除。事实上，在10到20次的治疗中，你将学习如何重塑思考方式和应对某些事件的方式。

CBT对治疗过度压力反应、焦虑、抑郁、恐慌、食欲过盛、慢性疲劳综合征、创伤后综合征和恐怖征非常有效。这些疾病都会严重影响健康并对生育能力产生影响。

## Q 手动淋巴引流的理论基础是什么？

**手动淋巴引流**（MLD）于20世纪30年代由荷兰物理治疗师Emil Vodder博士创立。顾名思义，MLD和淋巴系统有关系，而淋巴系统是机体排泄系统的一部分。淋巴结、淋巴管和淋巴器官的复杂网络从组织中引流一种透亮的淋巴液，将其中的细菌、毒素和细胞碎片过滤掉后重新释放入血，从而维持人体体液平衡。淋巴液还包含各种蛋白、淋巴细胞。其中白细胞对机体的免疫系统至关重要。

肌肉运动和淋巴液在全身的流动密切相关，疾病和亚健康可以使淋巴系统运作缓慢或者堵塞。这会削弱我们机体的免疫力。全身各个地方都有淋巴结，这在我们不舒服的时候会注意到，特别是在颈部和手臂的淋巴结，因为它们通常会水肿。腹股沟淋巴结过滤来自下半身的废物，其中包括盆腔。

在手动淋巴引流中并没有真正意义上的引流；相反，轻微的手动施压能够刺激淋巴管、增加淋巴液回流。这能够帮助淋巴系统畅通、重塑正常的淋巴循环。每次治疗持续大约1个小时。事实上和多种按摩方法一样，这能使人非常放松。

## Q 手动淋巴引流能改善生育能力吗？

**尽管没有研究证实手动淋巴引流和生育能力之间存在关联**，我建议如下女性可以考虑：打算怀孕的女性（无论是自然的还是体外的），或者处于生育治疗期间的女性。这是因为手动淋巴引流能够使机体系统重回平衡。我相信一个健康的淋巴系统能够：

■ 使免疫系统正常工作
■ 减少痛经症状
■ 改善消化不良
■ 改善睡眠

因为手动淋巴引流能够改善淋巴回流，因此它可以增加受孕机会。

如果你们下一步的选择是辅助生育，那么**需要两个人一起努力，可以互相帮助，享受成功的喜悦或分担痛苦。**

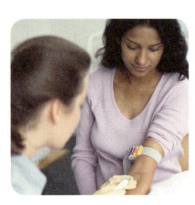
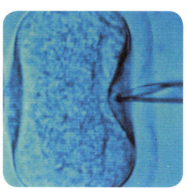
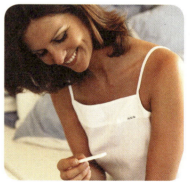

# 第九章

# 辅助生育

# 第九章： 辅助生育

> 如果你已尽力尝试仍**没有受孕**，你应该决定是不是需要考虑人工受孕。**各种选择**都是可以的，如通过吃药促进排卵或体外授精。本章帮助你了解一下这方面的主要内容。

## Q 什么时候可以考虑人工受孕？

**每一对夫妻的情况都不同**，但是我认为只有当你认为你已经为自然怀孕作了最大努力而却不能怀孕的时候才应该寻求人工受孕。在这本书中我已经为那些准备怀孕的人提了建议：你和你的爱人应该做健康和受精能力的检查，同时还应接受营养学和生活方式的建议。目的就是结合这些因素使你自然怀孕的几率最大化。在这个阶段，你应该翻翻这本书的前面看看是否有哪方面的检查没做，如果你已经做过前面的检查并尽了最大的努力还未能受孕，就应该考虑其他办法了。

我认为有些女性还没考虑是否有别的治疗更适合之前就选择了体外授精。事实上，他们可以在他们着手解决生活方式和健康问题之前考查一下人工受孕。

如果你35岁以下，已经试图自然怀孕超过一年，应该去向你的家庭医师咨询一下，医生会安排你和你的丈夫做一定的检查来确定身体有没有什么问题。然后就检查结果和你的意愿来考虑人工受孕的可能。如果你35岁以上，已经试图怀孕超过6个月了，并且认

为你已经尽最大努力了，包括合理饮食和生活习惯的改变，我会建议你不要浪费更多的时间，而是求助于医学。

## Q 我们首先应该向谁咨询？

**首先就是见你的家庭医生**。有些医生很好，也有一些医生与他们的患者较为疏远。不管你的医生属于哪一类，你一定要从医生那儿获取你所需要了解的东西。你与医生见面的时间实际很短，一定要把你所需要问的问题写清楚，以免忘记。离开时要记清楚（医生是否推荐的是专家，是公立诊所还是私人诊所的专家？），否则你会感到很沮丧。先提前计划一下你们准备尝试多长时间，并提前了解各种不同的受孕方式。

如果医生安排你做一些检查，你要了解这些检查的目的（见142—143页）。如果在6个月之内未能怀孕，那么你需要回到医生处复诊。在以下情况存在时要更积极些：

- 你已经35岁以上。
- 月经不规律。
- 既往有过异位妊娠的病史。
- 过去有过流产史。
- 有卵巢早衰的家族史（过早的绝经，见14页）。
- 你的丈夫还未做过精子检查。
- 你的丈夫精子检查结果不正常。
- 你变得情绪化，想怀孕的想法越来越强烈。

**吉塔博士的小提示：**
你有被善待的权利。

## Q 夫妻双方都要接受检查吗？

**我坚定地认为**如果要接受人工受孕，那么夫妻双方都需要进行检查。这个过程中情绪的波动会比较大。如果你们两个不能完全投入，夫妻关系就会出现裂隙。你们俩都投入进来，坐下来谈谈你们的感觉，沟通一下要准备多久。这些都是很重要的。我的一些病人因为他们必须采取体外授精而感到非常沮丧。他们觉得自己很失败也很害怕，因为他们担心这可能是他们最后要孩子的机会了。我经常告诉他们：如果有了支持，没有什么问题得不到解决。因此，体外授精成功关键是得到你的丈夫和你想告诉的人的支持。

我发现男人对人工受孕知之甚少，即使懂也仅仅是对人工受孕所需的治疗以及它的真正价值有一个模糊的概念。而女人会在很短的时间内充分了解这种治疗方法的详细信息。如果让女性去研究，然后告诉她的丈夫人工受孕的大概，两个人的意见能达成一致，男性永远不会觉得他被排斥在这个过程之外。这样就会很好。这并不是说男的对此不感兴趣，而是因为多数情况下女性对于治疗是很积极的，因此也是最了解所有信息的人。

## Q 首先我们应该做什么样的检查？

**医生会安排**你去做血液检查，看看你的内分泌激素水平和排卵是否正常（见143页）。你的丈夫也应该做精液分析检查。在这个阶段两人都接受检查是很必要的。避免发生只有一个人做了检查而另一个人却没有检查，但几个月后却发现问题出在没做检查的人身上，可是已经错过了最佳治疗时间的情况。问问医生这些检查是否可以在当地不孕门诊或诊所病理实验室做，尤其是精液检查，病理实验室可能不如专业的不孕症门诊准确和专业。（第三章有更多的关于精液分析的描述）

## Q 血液检查的目的是什么？

**简单的血液（血清）检查**是为了了解你的激素水平是否正常。如果你刚准备要做人工受孕，你的家庭医生会给你做这些检查，如果你就诊不孕症门诊，这些检查会在那儿做。

在你月经周期的第一到三天会检查你促卵泡生成素（FSH）水平。这种激素刺激卵巢滤泡的生长和成熟，而且这种激素的水平也能提示你的卵子的质量和卵巢的储存功能。接近绝经期（绝经前）或已经绝经的妇女促卵泡生成素水平很高，因此她们体外授精的成功率并不高。若促卵泡生成素水平较高应该引起许多女性朋友的注意。

其他的一些激素，如雌二醇（E2）和黄体生成素（LH）也应该检查。高水平的黄体生成素提示多囊卵巢综合征（见22页），泌乳素（PRL）水平的升高提示卵巢疾病。一些诊所现在采用了一种新的检

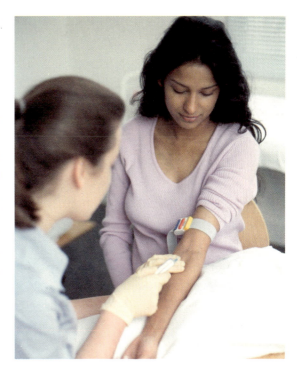

血液检查是**最先进行**的检查，有助于了解体内激素是否平衡。

查——抗苗勒氏管激素（AMH）检查，对检查卵巢功能有较大意义。

第二项血液检查在月经周期的第21天（28天算一个周期，如果周期较短或较长，可以选择比较合适的一天）。这是检测孕酮的水平和是否排卵。这项检查需要在排卵一周之后做，也就是在下一个月经周期前的一个星期。但是并不容易计算出准确的日期，所以最理想的是在你排卵高峰的一周以后做这项检查（分泌物比较清、湿、滑的最后一天，见第40页）

希望你的月经会在检查的7天后来临，但是如果检查结果提示你没有排卵，请不要惊慌。这可能是因为没有在最准确的那天做检查，或者你只是没有在那个周期排卵（妇女并不是每个周期都必然排卵）。如果检查结果反复提示孕酮水平偏低，那么你必须要警惕了。

如果你近期有过流产史，你需要做进一步的检查。专家们发现有些妇女凝血功能较差会导致其流产。在有些情况下，一些药物如阿司匹林，肝磷脂，类固醇会用来保胎。这个问题争议很大，但是一些专门治疗不孕症和流产的专家可以在这方面帮助患者。

**Q** 我的促卵泡生成素水平很高，这会有什么影响？

**促卵泡生成素**是由脑垂体释放的，它的功能是刺激卵泡的生长和成熟。如果水平升高，意味着你的身体必须更加努力地使你的卵泡成熟，原因是你的卵泡质量差，你的卵巢储备能力很低。因为体外授精与卵子刺激和采集能力有关，因此你的促卵泡生成素水平越低，你怀孕的机会越大。

- 接受体外授精的妇女促卵泡生成素水平在6 pg/mL或以下，其结果是很好的。
- 低于10也能进行体外授精。
- 11—13提示比正常水平高，说明卵巢对促卵泡生成素的刺激反应较差。这时体外授精并不合适，除非促卵泡生成素水平降低。
- 14—17几乎没有反应，说明卵泡质量很差。
- 17和17以上的卵巢对卵泡刺激无反应。

但是你应该记住，尽管较高的卵巢卵泡刺激水平说明卵泡的质量和卵巢储存能力很差，但是促卵泡生成素水平不高的妇女（尤其是40岁以上的妇女）卵泡质量也可能较差。

**Q** 如果我需要做更进一步的检查，都包括哪些检查？

**如果你的血液检查结果**显示激素水平正常，接下来就要看看你的输卵管是否通畅，因为输卵管不通会阻止卵子或精子的通行，还需看看子宫是否正常，如果有病变将会阻止受精卵的着床。你可以到诊所咨询一下，这些检查通常会在你月经周期的前半个周期做。

## 降低促卵泡生成素水平

高水平的促卵泡生成素无法开始体外授精。尝试下面的方法看看是否可以降低其水平。但是要注意，如果以前很高，即使现在降低了，结果也并不会太好，尤其对于高龄妇女。

- 尝试针灸疗法。
- 减轻压力（见84页）。
- 避免饮用咖啡和茶。
- 轻柔锻炼（必要时减肥）。
- 食用富含植物雌激素的食物，如燕麦、花椰菜、亚麻子（见第五、六、八章）。
- 补充足够的富含锌，维生素B复合物和脂肪酸的食物，如Ω-3。

**Q** 我不得不做输卵管（HSG）造影，这个检查有什么意义？

**这听起来可能比较让人惊慌**，但是事实上这是个常规检查，就是把一个小的管子插入宫颈，然后把显影剂打入宫腔中，通过放射，可以看到子宫形态大小是否正常、有无畸形，尤其是明确输卵管是否通畅。由于个体差异性，这个检查有时会引起腹部不适或绞痛。

# 相关链接：**进一步检查**

如果你的输卵管不通，可以通过腹腔镜或宫腔镜（见下）检查不通的部位和宫腔情况。不通的严重程度将决定采用哪种治疗措施以及体外授精是否可取。

如果你有子宫肌瘤（见第23页），医生可以通过这些检查帮你确定它们的大小和数量，评估其是否会影响你的生育能力。治疗之后你可以尝试自然怀孕。如果发现有子宫内膜异位，治疗后你也可以考虑自然怀孕。

> 输卵管阻塞约占引起女性不孕者的 **20%**

**腹腔镜**可以用来检查生殖器官是否存在病变。这项检查在全麻状态下实施。它是一个精密的类似望远镜的器械，是一种通过腹部小的切口进入腹腔的器械。腹腔镜通过向腹腔注入气体显露各器官。另一种器械（宫腔镜）是从阴道插入的。

**宫腔镜**是用来检查宫腔和输卵管的。它能看清病变部位，例如子宫肌瘤或粘连性病变。这种检查是在镇静、局麻状态下或者全麻状态下与腹腔镜同时进行。宫腔镜是一种从阴道进入宫腔的器械，插入后，宫腔和输卵管就会充满气体从而可以看清楚。灯光可以提供清楚的视野。

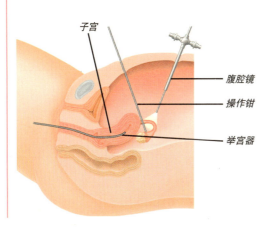

子宫　腹腔镜　操作钳　举宫器

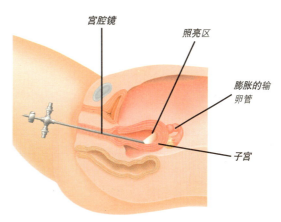

宫腔镜　照亮区　膨胀的输卵管　子宫

**Q** 我们需要自行治疗吗？或者我们可以从国民健康保险制度得到帮助吗？

对于这一点我很遗憾，但事实是，在国民健康保险制度中，不同的地方等待调查的时间可以达到6个月到9个月之久，你可能不希望等那么久。你可以先向妇产科大夫做私人咨询，然后自己先做一些必要的检查，这样会节约你很多的时间。

如果你发现你或者你的丈夫确实有问题，你就可以拿着检查结果直接去找国民健康保险制度寻求治疗，寻求帮助可能是最浪费时间的阶段。如果你想继续在国民健康保险制度下进行体外授精，你完全可以在等待国民健康保险给你提供治疗的期间去把检查做完。

**Q** 一旦初步检查回来了将会怎么办？

如果你的检查结果有问题，你的家庭医师会给你安排一位妇产科专家，这位专家将会负责你接下来的检查。根据结果会给你安排一位生殖医学方面的妇产

科专家，（一位处理男性和女性问题的专家），泌尿学专家（如果男士有泌尿方面、勃起方面或射精方面的问题）或临床上的男科专家（擅长解决男性生殖方面的所有问题）。他们会安排你们做进一步的检查，以此来决定你们适合什么样的生育方式。

**Q** 我们应该选择什么样的诊所？

HFEA（英国人工授精与胚胎学管理局）网上有详细的建议和信息，包括怎样选择生育门诊，怎样了解门诊的成功率，当你看门诊的时候应该问什么样的问题。关于选择生育门诊时应该注意什么，下面是我的一些建议。

如果你已经过了40岁，应该选择一家在这个年龄段经验成熟和有高的成功率的门诊，因为随着年龄的增长辅助受孕的成功率也降低，因此要询问你选择的门诊两年内在你这个年龄段辅助受孕的成功率。

根据你的病史，一些门诊部会有一些额外的检查项目（与年龄、促卵泡生成素水平、婚姻状况、性能力、艾滋病病毒、丙肝感染有关）。在与医生约定见面之前先要问问他们这些。

要问问他们会提供什么样的治疗和服务，我听到的对于门诊最大的抱怨就是他们对病人很不关心，情感支持和完善的治疗前准备是至关重要的。许多诊所设有心理科门诊。

以我的经验，医生对每对夫妻都要有不同的个体化治疗而不用一套一成不变的治疗方式，这种治疗的成功率要高些。你可以询问治疗成功率较高的诊所的情况。

在咨询的过程中不要着急，要确定在离开时你已经清楚地理解医生所说的。

不要害怕问一些让人感觉很笨的问题，如果不懂医生所说的，再问一遍。

考虑做一次费用较高的咨询，从而使你找到适合你的那一种。

如果你已经是第三或第四次治疗，问问你的医生在接下来的过程中计划改善你哪方面的问题。

在治疗失败后，一定要去咨询，并讨论在你的治疗方案中可能存在的问题。

## 要询问的**十个问题**

在最初的咨询中你可能有许多问题想问，下面的清单可能比较有帮助：

- 为什么向我推荐这种特殊的治疗？
- 有别的可以选择的治疗吗？如果有，为什么别的治疗不适合我呢？
- 我需要吃什么药？这些药共同的副作用是什么？
- 可以预算一下我需要的花费吗？这样我对所有的治疗的花费就会比较清楚了。
- 在接下来的治疗中还会有更多的花费吗？
- 下一步骤是什么？还需要做什么检查？
- 什么时候可以开始治疗？
- 在这两年你已经治疗了多少像我这样的病人？其中多少人怀孕了？你有全面的统计吗？
- 你们将提供什么样的帮助或建议？
- 如果这项治疗没有作用，我还有别的选择吗？

# Q 门诊能提前登记吗？

**无论你是国民健康保险制度的病人还是自行治疗的病人**，你必须假设要等待生育诊所的第一次约见。先提前计划好要问什么，因为有很多的病人需要约见，即便是在一些私人诊所里。要记住，如果你计划做体外授精，也不能在你第一次门诊后就直接开始，因为你必须做其他的检查。

# Q 在第一次门诊的时候我们应该问什么？

**在去你选择的第一次门诊咨询之前**，必须充分做好准备。与你要咨询的专家约好时间，记住，你是要为她或他的建议付钱的人，你有权利问你想问的问题，也有权利得到一个明确的答案。对时间问题要有一个大概的概念：什么时间做检查，什么时间开始治疗，下一次门诊是什么时间，由此你可以据此早做好准备。确定所有的花费都是透明的，这样你以后不会因治疗中想不到的花费而奇怪。

如果你在第一次门诊之后有疑问，只要能让你心情放松，可以考虑第二次门诊。你对门诊医生及其工作人员的满意度是很重要的，因为你对他们将要进行的治疗需要足够的信心。在第一次门诊离开时，你应该感觉到非常自信，确切地知道你将要做什么，怎么做。

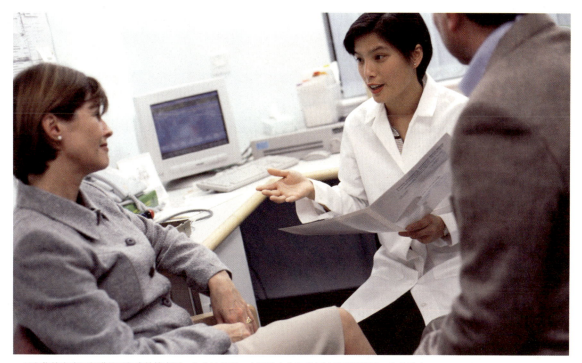

一旦和你的家庭医师进行了初步的检查后，你会被转到一个不孕症的专科门诊那里讨论进一步的治疗。

# Q 辅助受孕的主要治疗选择是什么？

**根据检查结果**你可能被建议接受辅助受孕，这些技术包括：

- 诱导排卵（OI）
- 子宫内授精（IUI）
- 体外授精（IVF）和精子胞浆内注射技术（ICSI）

可能你开始会做一些微创的治疗，来诱导排卵，推迟做进一步的侵入性的治疗。毕竟可能只有一种治疗适合你的情形。这取决于你的年龄，还有你和你丈夫将要做的检查的结果，你与你的临床医生讨论的结果以及与你丈夫讨论的结果。

# Q 什么是诱导排卵？

**它也被称为卵巢刺激**，该过程是吃一种叫做克罗米酚的药片。它能刺激对排卵有促进作用的激素的产生，在这个过程中，卵巢的常规超声检查是很必要的，因为这样能确保没有太多的卵子生成，否则会导致卵巢过度刺激综合征（见对页）。因为长期服用会有副作用，所以连续服用克罗米酚不能超过3个月。

可以服用克罗米酚6个月，但是在头3个月之后应该间断一个月。别的药，无论是针剂或药片，亦可以用来刺激卵巢，但是克罗米酚是最常用的。

# Q 诱导排卵怎样发挥作用？

**从第2天到第5天开始服用克罗米酚。**在脑中药物与雌激素受体结合，使大脑认为体内雌激素过低。这就会使下丘脑释放更多的促性腺激素释放激素。促性腺激素促使垂体后叶细胞释放LH和促卵泡激素，这会促使滤泡中的卵子成熟，为排卵做好准备。人绒毛膜促性腺激素的注射液会促使滤泡的最终成熟。人绒毛膜促性腺激素也常在性生活或做子宫内授精的前36到40小时内给予。

# Q 什么样的人适合诱导排卵？

**已经被诊断为因激素不平衡而导致月经不规律的妇女，**年龄在35岁以下的妇女，这些人是最容易成功的。诱导排卵可以帮助有多囊卵巢综合征的妇女，那些LH不能正常产生从而阻止卵泡成熟的女性，或者

## 诱导排卵的优点和缺点

| 优点 | 缺点 |
|---|---|
| 无创，尽管有的时候需要注射hCG（人绒毛膜促性腺激素）来促进卵泡的成熟和释放。 | 如果年龄较大，不值得浪费宝贵的时间。 |
| 与IVF和ICSI相比，较便宜。 | 副作用包括恶心、头痛、体重增加、腹胀，大剂量可能会导致潮红、乳腺胀痛。 |
| 对于合适的患者，成功率较高。 | |
| 值得尝试数月（不是一个长期的方法）。 | 15%患者可能会发生卵巢过度刺激，会有过多的卵细胞产生（见对页）也会增加多胎妊娠的发生率。 |
| | 如果你有妇科肿瘤的家族史，需要和你的医生说明，不然可能会有严重的副反应。 |

是在排卵后的黄体阶段不能产生足够的孕酮（一种黄体阶段的缺陷——见38页）从而阻止了受精的卵子不能在宫内顺利着床的妇女。

# Q 诱导排卵的成功率有多少？

**尽管诱导排卵的成功率**与每个人的情况有关，但是80%的月经周期不规律的女性在治疗后会排卵，50%的病人在治疗3个月的时候就会怀孕。大部分的人都在治疗的前3个月怀孕，很少在治疗的6个月后怀孕。好像你服药的时间越长，你怀孕的几率就越低。超过40岁的女性诱导排卵的结果都很差。

# Q 什么是卵巢过度刺激综合征 (OHSS) ？

**接受卵巢刺激或体外授精的女性中**，15%的女性有过多的卵子产生，这称为卵巢过度刺激综合征，这就是为什么接受体外授精治疗的女性需要被密切观察和定期做超声来检测每个卵巢中的卵泡的数量和进展的原因了。如果每个卵巢中有许多的卵泡生成，医生会暂缓你的治疗，并告诉女性朋友多喝水（每天至少2升）。偶尔腹部和胸部充血，少数情况下卵巢过度刺激综合征会导致血栓形成、心力衰竭、中风。

应该密切观察的症状包括：

- 恶心和呕吐
- 腹部疼痛剧烈
- 呼吸困难
- 感觉无力

# Q 什么是子宫内受精？

**子宫内受精的过程**是将质量好的活动力强的精子直接放入子宫内——因此更靠近卵子。这是在排卵的时候做的，排卵与否也是由超声扫描或者能预测排卵的工具来决定的。子宫内受精可以帮助精子，使他们能顺利地渡过第一道障碍：必须使他们通过宫颈黏液的阻碍从而进入子宫内。自然的受精发生在输卵管里。仅用子宫内受精，每个周期会有6%到8%的人怀孕。如果与克罗米酚结合，怀孕率可以达到10%到12%。

## 子宫内受精优点和缺点

| 优点 | 缺点 |
| --- | --- |
| 独立的子宫内受精并非那么有创，可能不一定需要激素治疗。 | 你需要每天都注射一定的受精药物。 |
| 过程很快而且痛苦很小。 | 它单独进行的成功率是很低的。即使与受精药物结合，成功的机会也不是很大。 |
| 尽管这不是个长期的选择，但是在进行更复杂的像体外授精的治疗之前值得尝试。 | 一些夫妇说他们感觉就像是"在监狱里"，并没有像那些做体外授精的人那么受关心。他们有时候感觉在身体上和精神上并没有得到足够的支持。 |
| | 做子宫内受精可能会浪费受精时间：3个子宫内受精的周期可能会耽搁你多达6个月的时间。 |

## Q 子宫内受精怎么做？

　　**必须由你的丈夫提供精子样本**，然后将其冲洗分离从而确定只留下健康的精子，然后将其通过从子宫颈插入的导管送入子宫中。这项治疗只需要几分钟而且痛苦很小。只有少数妇女之后会感到疼痛。医生会建议你在治疗后在床上躺半个小时休息一会。

　　子宫内受精要尽可能在排卵的时候做。一些诊所安排两项治疗，一项在排卵之前，一项在排卵的时候做。问问你的临床大夫他所采用的治疗方法，提前算好排卵的准确日期，你必须定期去做超声检查，你也可以在家准备检查排卵的工具来检查在排卵前后达到高峰的LH的水平。

　　子宫内受精通常和诱导排卵一起做，包括人绒毛膜促性腺激素注射（见146页）。如果是这种情况，这种治疗形式不能重复应用。

## Q 什么情况下适合子宫内受精？

　　**在许多情况下可以考虑子宫内受精**，这些情况包括：

- 妇女年龄在35岁或35岁以下
- 已经用过了诱导排卵的药但是不起作用
- 输卵管没有障碍
- 不能被解释的不孕
- 精子质量和精子数量都没问题，即每毫升含有一百万洗涤后的精子
- 使用捐赠的精子进行人工授精
- 同性恋者

## Q 什么叫体外授精（IVF）？

　　**这是被人们熟知的辅助受孕的方法**，当要治疗时许多人都会想起它。这是个复杂的过程，并不是很轻松地就能实施的。体外授精就是在排卵之前得到成倍的成熟的卵子，然后在实验室条件下让其在培养皿中受精，随后生成的胚胎被分级，最好的（尽管最多只有两个）会被转移，经过插入到宫颈的导管进入子宫，然后种植在宫内。

　　现在临床上打算种植一个可能的胚胎，因为有研究表明一个胚胎和两个胚胎相比较，总体的怀孕率并没有什么差别，但是可以使妊娠双胞胎的可能性减半。因为只怀一个对母亲和孩子来说比较安全，许多诊所认为一个单独的、质量好的胚胎对体外授精的成功来说是更好的。

## Q 什么样的人适合做体外授精？

　　**并不是每个人都适合体外授精**，但是它可能是一些妇女怀孕的唯一方法。例如，它能帮助：

- 输卵管不通的妇女。
- 激素分泌不平衡的妇女，而且对其他治疗都没反应。
- 夫妻双方生育问题无法解释。
- 男性精子数量少或精子质量差（见155页的精子胞浆内注射技术）。
- 夫妻双方携带有特殊的遗传疾病的基因，像囊肿性纤维化。这些夫妇现在可以接受一种叫植入前诊断的治疗，这样每个胚胎都可以被检测到，只有那些正常的胚胎才能被转移。那些需要靠捐赠者的精子或卵子才能怀孕的人，或者是因为女性不能继续排卵（或许是因为以前的疾病），或者是因为她的卵子不能正常的成熟，151页有更多的关于捐赠的卵子和精子的问题。

　　超过35岁的妇女通过体外授精能怀孕，但尽管如此，女性越年轻，受孕成功的几率越大。

## Q 体外授精成功的几率有多大？

**这取决于许多因素，**包括选择的门诊、病人的类型、女性的年龄。在少数诊所，这个数据会达到50%，在其他的诊所只有10%。

- 低于35岁的女性的成功率平均为28.2%
- 35—37之间的女性的成功率为23.6%
- 38—39岁之间的女性的成功率为18.3%
- 40—42岁之间的女性的成功率为10.6%
- 43—44岁之间的女性的成功率为3%
- 45岁或超过45岁的女性的成功率为1%或更低。记住一些成功率比这些平均数高的诊所。

## Q 如果体外授精是最好的选择，接下来要怎么办？

**如果你选择了体外授精，**要做的第一件事情就是选择一家在你这种情况下成功率最高的诊所。不要在意诊所划分年龄的观念或者是根据不同病人有不同协议的做法。（见144—145页）。HFEA网有许多关于怎样选择诊所和怎样解释许多私人诊所的一些让人疑惑的统计信息。许多诊所对于35岁以下甚至超过35岁的女性的成功率接近50%，他们的数据是比较鼓舞人心的。但是这可能意味着，他们拒绝给年龄更大的女性、有生育问题或健康问题的女性做体外授精。

也一定要考虑到其他因素，如诊所的位置，等待治疗的时间，花费（包括所有的药物和检查）。学会了解信息的真正含义，不要害怕问一些让人尴尬的问题。

## Q 我可以得到资助吗？

**英国国家政策**是在23—29岁之间的妇女可以根据英国国民健康保险制度免费做一次体外授精。但是每个基层医疗保健中心（PCT）决定合适的标准，因此这个政策在不同的地区可能是不同的，你可以与PCT直接联系，以便弄清楚你所在的地区的政策是什么，但是要知道等待治疗的人总是很多的，如果有资助，那也是很少的。

## Q 各种不同的治疗要花多少时间？

**当要考虑选择什么样的治疗时**考虑其要花多少时间是很重要的。例如，诱导排卵要花3个月，子宫内受精还要花3个月，同时服用克罗米酚的子宫内受精还要再花3个月。这已经是9个月了，而且中途不允许任何的中断。

做一次体外授精需要一个多的月经周期，但是你不可能在一年内做很多次。在做之前先计划好，因为无论你选择哪种治疗，都需要几个月。

### 体外授精的优缺点

| 优点 | 缺点 |
| --- | --- |
| 体外授精的成功率逐渐升高，取决于个体和诊所的状况。 | 价格很昂贵。在英国，每个周期要花数千英镑。尽管在美国有25个周期是由国民健康保险制度提供基金，这个数字在不同的卫生机构还是不同的。 |
| 是辅助受孕的方式中最完备的一种。 | 非常耗费时间。 |
| 对一些夫妇来说是怀孕的唯一的机会。 | 需要感情和身体的支持。 |
| | 有多胎的危险性，对母亲和孩子来说也会发生所有相关的健康问题的危险性。 |

# Q 什么是体外授精方案？

**体外授精方案**是指为了取卵准备受精而发生的一系列程序。有两个主要的方案：长方案和短方案。你将采取哪一个方案取决于你就医的医院和你的身体检查结果。长方案适用于有正常激素水平和规律的月经周期的妇女。短方案适用于较高FSH水平或曾经对卵巢刺激反应不明显的妇女。

## 短方案

短方案不存在长方案中所具有的抑制阶段（见下）

- 在月经周期的第2天给予药物抑制卵泡的成熟和排卵。
- 没有抑制阶段。
- FSH从月经的第3天开始注射。
- 因此长方案和短方案的原理类似（见下）。

## 长方案的阶段

|  | 抑制阶段 | 处理阶段 | 成熟阶段 | 获取卵子阶段 |
|---|---|---|---|---|
| 是什么？ | 在你月经周期的第2到3天，通过从鼻喷雾给药或是注射给药抑制或者是"下调"自然产生的促卵泡激素。在这个周期应该成熟的滤泡就会被抑制。 | 你的下一个生殖周期现在将会通过注射促卵泡素来控制（有时候也与LH结合），这样会刺激较正常周期的更多滤泡成熟。 | 通过注射人绒毛膜促性腺激素来帮助达到最终的成熟。 | 大体上，从10到20个在处理阶段的开始就成熟的滤泡中可以获得8到12个卵子。 |
| 什么时候发生？ | 在前一个月经周期的第21天给予抑制药物，通常连续给药7天，7到9天后你月经来潮。 | 在你下个月经周期的第3到5天开始注射促卵泡素。 | 大约在第9到10天注射，但是根据你的超声波扫描也会有调整。 | 36小时候重新收集卵子，正好是在排卵之前。然后卵子在体外授精，详情根据152到153页已经叙述的步骤。 |
| 检查 | 在你月经周期开始会做血液检查检测你的激素水平。 | 可以通过超声波扫描来检查任何问题，也可以做进一步的血液检查。 | 你要通过超声波来检查滤泡的发育，也要通过血液检查来检测激素水平。 |  |

## Q 什么是自然的体外授精？

**很少有诊所提供这项治疗，**这项治疗不包括刺激卵巢的药物。在排卵得到充分成熟的卵子，然后与精子混合，如果胚胎形成，几天后她将被植入到子宫内。每个治疗周期只有10%的成功率，说明它不如常规的体外授精更可信。尽管有30%到40%的人尝试过，但是怀孕率是相似的。这种方法适合一些夫妇，花费比常规的体外授精少，但是如果这个过程也花费时间和消耗精力，许多人愿意坚持在药物的帮助下治疗。

## Q 什么是体外卵子成熟（IVM）？

**这是在体外授精基础上的一种新的令人振奋的进步。**在这项技术中，先从女性卵巢中得到不成熟的卵子，使其在体外成熟。然后用传统的体外授精让其生长。它适合那些卵子不能自然成熟的女性，或者那些处于卵巢过度成熟危险中的女性。（尤其是那些有PCOS的女性，见22页），或者是要接受癌症治疗的人（她们的卵子会被冷冻）。IVM的花费比普通的体外授精少，因为在卵子被获取前很少使用昂贵的药，这就减少了总的花费。在世界各地能提供这种治疗的少数诊所里，这种实验性的但是有希望的技术已经有了令人可喜的结果（适合做IVM的妇女有高达30%的成功率）。

## Q 如果我们需要捐赠的精子或卵子，应该怎么办？

**如果用女方的卵子或她丈夫的精子不太可能怀孕**就需要使用捐赠的精子或卵子。捐赠的精子也适用于那些希望怀孕但是没有丈夫的人。

如果你已经有了捐赠的精子，要有能够预先测排卵的工具或超声来检测你的周期。可能会让你吃刺激排卵的药物。排卵时，通过人工授精，精子会直接被放入阴道，子宫颈或子宫。几次尝试后如果不成功会试用体外授精。

直到ICSI技术（见155页）发展，捐赠精子才是那些有生育问题的男子的唯一选择，但是现在用捐赠的精子的并不多见。捐赠的精子的需求持续增加，因为越来越多的年龄大的女性在寻求人工受孕。接受者自己的周期应该调整以与捐赠者的周期符合，这样植入的胚胎才能生长，因为它可能需要一个标准的体外授精周期。如果植入者需要延期，胚胎就会被冷冻然后在一个合适的时间再被植入。捐赠的卵子产生的结果比体外授精好，因为这些卵子都是来自35岁以下的女性，而且接受者不必吃刺激排卵的药物，她的子宫内膜处在一个比较自然的状态下。

从2005年4月以来，美国捐赠卵子精子或胚胎的人们不再有要求匿名的权利。美国每年大约有800个儿童是通过捐赠的精子或卵子出生的，尽管他们没有对他们的亲生父母在经济上或法律上的要求，但是18岁以后，他们可以与HFEA联系知道谁是他们的亲生父亲或母亲。令人奇怪的是，自从法律有了这种改变之后，尽管卵子捐赠的人依旧很少，但是最近登记捐赠精子的人数竟然有所增长，这就导致了开始治疗前要等很长的时间。

如果你想用别人的配子怀孕（卵子和精子被统称为配子），法律上会劝你想好其会涉及到法律上的、经济上的、情感上的、伦理上的这些复杂的事情。因为新法律规定，你不必像过去一样，你需要决定你是否愿意让别人知道你的孩子在遗传上与你只有部分关系。你的丈夫对你的任何决定都很满意也是有必要的。

# 相关链接：体外授精的过程

决定开始体外授精的过程让人很头痛。你可能会觉得你即将要进行一大堆麻烦的检查、超声扫描和治疗。

对体外授精的前景担忧是很正常的，但是你可能会发现过程并不像你想象得那么悲观。对许多女性朋友来说，最困难的并不是治疗本身，而是治疗后等待确定是否怀孕的那两个星期。女性朋友也经常担心会多胎妊娠，但现在诊所限制植入的胚胎的数量为一个或两个。

一个研究发现，如果采用针灸配合，IVF的成功率可提高。

## 42%

# 过程

**卵子的获得**　通常在完全镇静或全麻状态下取得卵子。通过超声检查确定排卵的时间，通过针和注射器把卵子从滤泡中取出。在显微镜下检查卵子然后分级。在临床上，那天晚上你可能就开始要用一段时期孕酮，通过注射或栓剂，来帮助子宫内膜为胚胎的植入做好准备。

**精子的收集**　在这个阶段要求你的丈夫取出一个精子样本，这些精子会被特别调制好，然后放到一个有卵子的试管或者是培养皿中（用一种特殊的培养基），然后它们会被培养（孵化）。

**受精**　在显微镜下检查卵子和精子。如果受精成功，就会见到两个细胞核（一个来自于卵子，一个来自于精子），48小时之内开始细胞分裂，这意味着胚胎可以被移植了。任何没有被用过的质量好的胚胎在冷冻状态下可以保持5年，以备将来哪天会用到。　尽管用冷冻过的胚胎的成功率不如最新的胚胎的成功率高，但是体外授精还是使用冷冻的胚胎。

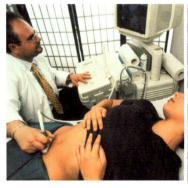

**超声检查**可以帮助了解卵子是否已经成熟，以被采集。

从卵巢的滤泡中采集卵子并进行分级。

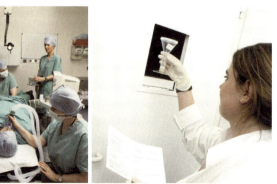

**你的丈夫的精液**这个时候会被收集起来进行准备。

# 当你等待的时候你应该做什么

一旦体外授精做完，你必须等待两个星期来确定你是否成功，为了更好地度过这段时间，按照下面的提示来做：

- 在最初三天休息是很重要的，三天后也要轻松地度过剩下的时间。
- 不要做运动，除了散步，避免举重物或缺氧运动。
- 放松和深呼吸运动是很重要的。
- 每天喝两升水（不要喝咖啡或茶）。
- 健康饮食，补充多种维生素和矿物质（包括Ω-3脂肪酸）。
- 想象胚胎已经包埋在你的子宫内，每天练习呼吸，做一些放松的运动。
- 让你的生活充实，这样你就不会整天怀疑和担心。
- 考虑一下针灸疗法（找一个在体外授精方面有经验的大夫），因为它可以使子宫内膜更容易接受植入的胚胎。
- 不要沉迷于观察怀孕的迹象。你额外接受的孕酮可能会产生混淆的副作用。

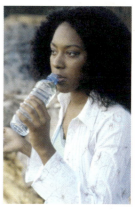

大量饮水，不要喝咖啡，有助于生育力的提高。

**胚胎移植** 胚胎被分为一到四级，一级是最好的。级别越高的胚胎怀孕的几率越大，这绝非总是如此。通常情况下，只有一到两个合适的胚胎才能被植入（诊所必须遵守HFEA的规范，以防多胞胎的出生）。

移植通常在受精48小时到5天之内进行。它通过从子宫颈插入一根小的，柔韧的管子来完成的。胚胎被放在靠近子宫底部的位置。为求完美，在做植入的当天应排空膀胱，所以应该避免喝太多的水。

如果在卵子获得阶段你的孕酮周期没有开始，那么现在你将被给予这种激素。

**两个星期的等待** 这看起来可能比较漫长，情绪一点点被耗尽，因为病人很焦急的数着可以确诊是否怀孕的日子。休息和恢复是很有必要的，至少在做完植入的前3天，要给胚胎最好的植入子宫内的机会。14天后诊所会安排你做一次血液检查，这是唯一的准确知道你是否怀孕的最好的方法，所以，尽最大可能不要提前在家里做怀孕测试。因为有时候结果会误导人，尤其是很早的时候。

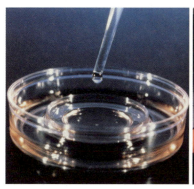

卵子和精子在培养皿内混合。

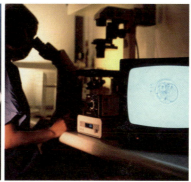

检查是否受精。

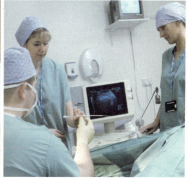

采用一根小的，柔韧的管子把选好的胚胎植入子宫。

# Q 我41岁了，我做体外授精成功的几率有多大？

**在有些诊所**，体外授精的成功率是很高的，但是毫无疑问40或40岁以上的成功率急剧下降。然而，从2000年以来40岁以上被诊断有不孕症的女性增加了一倍，体外授精七个周期中的一个是针对40到45岁之间的女性的。这有几方面的原因，最普遍的就是夫妻双方建立家庭比较晚，另外就是第二次组建家庭。因此，病人做体外授精的平均年龄也就接近到了35岁。

但是，根据英国人工授精与胚胎学管理局的数据，从1990年以来，42岁以上女性做体外授精的成功率没有多大进展，40岁女性的成功率是那些仅仅小两岁的女性的成功率的一半。这非常遵循生物学和当女人变老的时候卵子也同样变老的事实。尽管当一个40多岁的女人看起来比她的实际年龄年轻，而且很健康，这并不意味着她们的卵子也比她们的实际年龄小。

我必须坦白的是，当一个像我一样已经45岁的女人说，她正在做体外授精的时候，我通常是相当沮丧的，尽管我意识到数据仅仅是数据。当然，这个不孕的妇女可能是通过体外授精成功地生下一个健康宝宝的百分之一中的一个。但是我通常会建议女性朋友们（如果你已经超过40岁，这点是很重要的）在诊所里面问一些问题，如"像我这样年龄的人在你们诊所里面的成功率是多少"的问题。我想你就会发现，对那些超过45岁的女性来说，答案几乎为零。如果你已经过了40岁，仔细研究研究哪个诊所能最好地帮助你（见144到145页和HFEA网页）。

记住年龄越大，怀孕的危险性也越大，如流产、异位妊娠和早产的危险性。还有先天缺陷的危险性，譬如唐氏综合征、妊娠并发症和子痫前期。

但是事实是尽管数据和方法显示年纪大的女性朋友等待怀孕的时间比较痛苦，但是我是个乐观主义者，我很高兴已经帮助许多女性朋友通过体外授精而怀孕了。

# Q 我丈夫精子数量比较低，精子胞浆内注射技术能让我怀孕吗？

**精子胞浆内注射技术**是体外授精的一种，它的受精率和胎儿出生的几率很高。在解决男性因精子问题而不育方面有极高的成功率，因为只需要分离出健康的精子然后将其直接注入卵子里就可以了。

精子胞浆内注射技术并不是一项必然可靠的技术：卵子可能因为不成熟，过于成熟或质量很低而不完全受精；使卵子受精的精子可能有缺陷；并不是所有受精的卵子会继续分化。但是通过精子胞浆内注射技术受精的成功率是很高的。

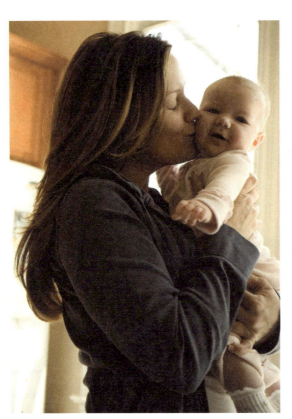

40岁以上患者IVF成功率较低，但是仍然有这个年龄的妇女能成功妊娠。

# 相关链接：精子胞浆内注射技术（ICSI）

这是一种体外授精的技术，通过这种技术，单个的精子被分离出来，然后在显微镜下通过一根细的玻璃吸管注入到通过卵巢刺激和采集而取得的卵子的中央。受精的卵子发育成胚胎，然后通过与标准的体外授精相同的步骤被培养、分级、植入。

对女性来说体外授精和精子胞浆内注射技术没有什么区别，因为体外授精和精子胞浆内注射技术的方法和过程是相同的。唯一的区别就是卵子在实验室中怎样受精。有时候胚胎学家会使一半的卵子通过体外授精而让另一半的卵子通过胞浆内注射技术受精。胚胎学家会和你进行谈话来决定怎样进行。

## 精子胞浆内注射技术的成功率

- 平均60%到70%的卵子都能受精。
- 出生率大体与体外授精相同（每个治疗周期出生率平均为21.6%）。

# 什么情况下用精子胞浆内注射技术？

以下情况可以考虑精子胞浆内注射技术：
- 男性的精子数量很低
- 精子不正常或者是运动性很差
- 从睾丸到阴茎的运送精子的输精管不通
- 用标准的体外授精，卵子很难受精

只要男性有一个精子产生就可以采用精子胞浆内注射技术。尽管在射出的精液中没有精子，或者如果因为疾病或损伤不能射精，也可以从睾丸或从睾丸通出的输精管中得到精子。精子不需要成熟或者有活力，因为它会被直接注入卵子中。

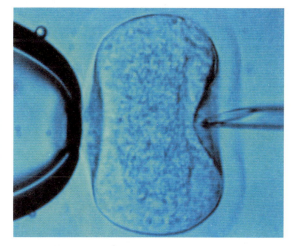

用一根细玻璃管将一个精子注射到卵子内。

## 精子胞浆内注射技术的优缺点

| 优点 | 缺点 |
| --- | --- |
| 与体外授精的优点相似。 | 与体外授精相似，女性仍然需要经过体外授精的过程。 |
| 对男性来说是最成功的辅助生育形式，占IVF的44%。 | 女性的年龄和生殖健康仍然是精子胞浆内注射技术成功的关键因素。 |

# Q 我应该怎么为体外授精做准备？

体外授精要克服很多困难，尽管科学可以而且已经创造奇迹，我仍要对我的病人强调在治疗之前你和你的丈夫可以做很多提高体外授精成功率的事情。在开始体外授精之前，夫妻双方投入时间使身体上心理上做好准备是很值得的，事实上这样可以让他们成功怀孕的几率最大。

**确定你已尽最大努力**。仔细看看这本书，确定你已经尽最大努力使自己自然怀孕了，一旦你认为你已经尽了最大努力，或者你认为可能有什么不对，来试一试人工授精吧。

**随时与你丈夫沟通**，你们两个人要一起参与，因此要确保你们从开始就要保持同步，而且让他知道你正在做哪方面的研究。

**咨询一下你的家庭医师**。在这之前先研究研究，准备好你要问的问题。要清楚你在就诊中应该弄明白什么。

**研究一下诊所**。找出你能接受的治疗方案，在联系诊所之前弄清楚合适的诊所。弄明白它们对你这种特殊情况的成功率有多少。

**先提前预约好**。有些诊所和会诊医生都要等很长的时间。

**提前计划**。当你在等你第一次会诊时先做好血液检查和精液分析。这样那天你就掌握了一些信息。第一次咨询写下你要问的一系列问题，不要害怕问难的问题，如果你对医生的解答不够清楚要坚持问清楚。如果你对第一次就诊不满意，选择另外一家诊所去咨询。

**安排好你的时间**。确保你的工作与任何的治疗、检查、补充的治疗不冲突而不是相反的情况。不要让工作和治疗搞得你很匆忙，否则你会有很大的压力。当你开始治疗时注意想办法与其中的无形的压力作斗争（参看第五章和第七章教你怎样减轻压力）。

**吃好**。当开始为体外授精做准备，而最必要的事情就是健康饮食。健康的身体有助于得到健康的卵子和精子，而且能使你身体强壮。

**建好储备**。睡眠、放松、技巧、锻炼，对建立你的身体精神力量的储备是至关重要的。想睡觉的时候去睡觉，周末要多休息，练习静坐或瑜伽，学会深呼吸的技巧（见122－123页）。此外，你可能需要学习冥想的技术，这会让你知道怎样与你的身体联络，尤其是你的子宫，传递进一步提高生育力的信息。无论治疗过程中会有什么样的高潮或低落，你要都能很好地处理。

**充分锻炼**。在开始治疗之前就要锻炼，这有助于血液流动。有氧运动，像至少每周三次的30分钟快走，就是一种很好地使你身体氧化和摆脱紧张的运动方式（见88页）。

**保持一种好的情绪**。体外授精的过程将会很耗精力。在治疗之前要确定你已经做好这方面的准备。如果你觉得有情绪上的问题，在开始治疗之前要先寻求专业医生的帮助。

**想好你想对谁倾诉**。决定你想告诉谁你接受了体外授精，谁最合适。来自家庭和朋友的消极作用可能会让你烦恼。

## Q 营养对体外授精有用吗？

**我认为好多的饮食**对卵子周围环境的改变有作用，而不是改变卵子的质量。来自酒精、香烟、药物的毒素，会加速卵巢衰老，面临压力也会出现这样的结果。因此，营养是很重要的，它能抵消任何有害环境的作用。而且，在营养上为体外授精做好准备会让你有个强壮的身体。在体外授精之前或在治疗过程中通过健康饮食扫除所有障碍是很重要的，因为这些障碍会消耗你很多。复习第六章，确定你补充了足够的Ω-3脂肪酸，你和你的丈夫都需要补充复合维生素和矿物质。

## Q 体外授精会影响我们的日常生活吗？

**如果你和你的丈夫生活很忙碌**，但是仍在进行生育治疗，尤其是体外授精，这就是在浪费时间。意思就是你应该实际些，认真地把每天都计划好。要安排好在接下来的6个月中可能会遇到的任何工作上或社会上的会影响治疗的事情，除了这些，任何事情都要以你的治疗为先，你的工作和社会事务都要围绕着治疗进行。非常重要的一点，不要将你的治疗和检查安排在会议之间。此外，在你治疗的过程中，你可以采用一些别的治疗方法，像针灸或催眠疗法，这也要认真计划好时间，这样这些疗法会让你更加平静而不是更有压力感。不要用太多的别的疗法，要坚持这几种，无论你还有什么别的疗法，要确定对你的体外授精有帮助，而不是增加更多的压力！

## Q 告诉别人我在做体外授精有帮助吗？

**情感上**，体外授精是很耗费精力的，支持你做体外授精是很关键的。提前做好准备是很重要的。其中的一种就是先想好你要告诉谁，因为会有很多尤其是与家庭和密友有关的问题。我见过许多女性朋友担心别人的反应，这样会产生很多的苦恼。对女性朋友来说，告诉朋友、家人、同事是很正常的，通常会得到

譬如"你那样做是为了什么？"或"停止担忧，放松一些，你会怀孕的。"这类帮助的意见。尽管这些意见都是好意的，但是不可避免地会让人烦恼，部分是因为女性朋友（和她的丈夫）已经不再感到不被理解及无助，她们希望从告诉的人那里得到他们想法不同的东西。

想想在生活中与你的情感密切相关的人：仔细想想你的兄弟姐妹、父母、朋友、同事、亲戚，决定准备告诉谁。谁是你比较信任的能对别人保密的人？谁是会不计回报一定帮助你的人？谁会给你传出破坏性的评论？你能适当地作出回应么？这样他们就会知道当他们在给你提没用的建议的时候你的感受了。

不要害怕会与你周围的人有界线。如果你决定告诉他们，清楚你想要得到的支持。你可能必须明确：我将要接受这个治疗，我需要你的支持，我不需要你评论我和我做的事情。告诉他们这些你会感到完全解放，因为这意味着是你控制着局势，而不是他们。

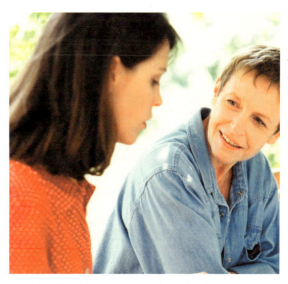

**和别人分享你正在做IVF的消息是一个重大的决定**，你必须要仔细想好准备告诉谁，你需要他们全力的支持。

**Q** 情绪在体外授精治疗中起作用吗？

**中医认为**，思维和情绪对身体有很大的影响，无疑，当人们进行体外授精时，两种主要的负面的情绪就是害怕和内疚。

尤其是害怕在体外授精治疗过程之中起了更大的作用。害怕告诉别人，也害怕怎样处理别人的想法。害怕治疗实际所包括的项目，药物的作用会影响女性的身体健康和心理健康。担心治疗的结果会影响夫妻的关系。最终，许多女性朋友担心这可能是她们做母亲的最后机会，如果这次失败了，就再也没有机会了。

对许多正在进行体外授精的妇女来说，内疚是另一种主要的情绪，也许是因为你觉得你让你的丈夫失望了或者在某些方面失败了。如果这是主要的问题而且严重影响了你的情绪，我建议你让心理医生帮助你，让你意识到内疚不应该这样影响你的生活。男人也会表达他内疚，尤其是那些需要做体外授精或精子胞浆内注射的男性，原因是他们的精子有问题。当他们看到自己的妻子做这种侵入性的治疗来解决"他们的"问题时会感到非常的无助。

我认为消除内疚和害怕是有必要的：你需要理解体外授精对你是非常有效的，相信医务人员所做的都是很重要的，尽你最大的努力，包括放松心情、健康饮食和生活规律，使其对你的治疗起积极的作用。你自己情绪上准备得越充足，在消极的、破坏行动想法上耗费的精力就越少。你心理和身体上就会越来越有更好的适应性。

**Q** 在我开始治疗之前，你有什么最新的建议吗？

**在体外授精开始前的一个星期**，我建议夫妻双方坐下来回顾一下他们的情形。记住在这一点上你们可能不是在同一个阶段上。女的可能很期望去做但是男的可能会害怕开始治疗。花半个小时平静地谈一谈你

# 个案分析

### 萨拉和史蒂夫已经两次IVF失败了，他们开始计划进行第3次尝试。

**萨拉：** 当第2次IVF的结果是阴性的时候，我彻底绝望了，我曾经那么确信这次可能会成功的。我们毫无疑问要进行第3次的尝试，但是我想我们这次必须要做点和以前不同的事情，即便从理论上来说，没有理由不成功。

据说我有点超重了——我从开始IVF治疗以后体重有点增加，我知道我非常有压力。第2次的时候一切都很顺利，我不顾一切地投入，以为就会成功。我想在新的IVF开始之前，我需要减重，学会放松的技巧。

因为史蒂夫的精子不是很好，我们还想尝试ICSI，可能会增加成功的机会。史蒂夫也在尽量改变他的生活和饮食方式。我们都在补充Ω-3脂肪酸，我们都尽力做好新一次的准备。

我也在一些事情上做出改变。我在诊所的时候我不再反应过激，我也决定不再每时每刻都和史蒂夫讨论IVF的事情，我们决定每天晚上只花10分钟来讨论这个事情。我想我现在稳重多了，也能自控了。

**某些时候，调整饮食和生活方式也会决定IVF的成败。**

对别人的想法的感受，告诉对方你需要什么样的帮助，你们相互需要什么样的支持。对男人来说，表达出他的害怕和担心是很重要的，女人也是。如果双方之间没有交流，不孕治疗，尤其是体外授精会是一个过分的要求，而且易导致夫妻双方感情不可挽回的破坏。

## Q 如果体外授精不成功怎么办？

**对大多数夫妻来说**，第一次体外授精都不会成功，因为当体外授精在弄清楚你身体对药物如何反应的时候，会有试探性的因素并会出错。最好提前跟你的丈夫谈论一下，这样可以有一个策略度过这段时间。应该早想好如果出现这种情况怎么办，保持好情绪，经常与你丈夫交流，与给你做治疗的诊所进行交流得到你想要的答案。尽可能地控制局势而不是让局势控制着你。

允许你表现出不安来，因为假装你对结果表示满意是没有意义的。好多夫妻被消极的结果击垮了，这是很正常的。与你的诊所约好时间分析一下哪儿出错了（如果有的话），努力弄明白下次哪些地方需要改正。

即使你已经决定停止体外授精，仍然需要与医生约见一下，再讨论讨论是否有其他任何适合你的选择。例如在我的诊所，有一支专门给那些做体外授精失败的人提供支持和建议的团队。

## Q 在治疗周期期间我要等多久？

**什么时间开始另一个治疗取决于许多因素。**与你的诊所商量这些事情，而且一定要让你在身体上和心理上战胜自己。我经常看到一些女性朋友，她们说已经为另一次体外授精做好准备，但是我想说的是其实她们在心理上并没有做好准备。因此再准备开始体外授精的时候，问问你的心理和身体是否已经准备好了，当然也要听听诊所的建议。

如果你打算换一家诊所，仔细权衡一下这样做的优点和缺点，记住你最初会选择这家是花了许多心思和调查的。

## Q 如果检查结果说明怀孕了应该怎么办？

**如果检查结果说明你怀孕了**，开始，无疑你会高兴的无以言表。但是不久后你就会感到强烈的矛盾。一方面，你想大声喊你怀孕了，另一方面，你可能会突然对你面前的一切感到担忧，如令人不可思议的想法——流产。这是很正常的，我建议所有在这个阶段的女性朋友尽可能地保持镇静和放松，考虑好哪些人可以与你分享这个好消息。

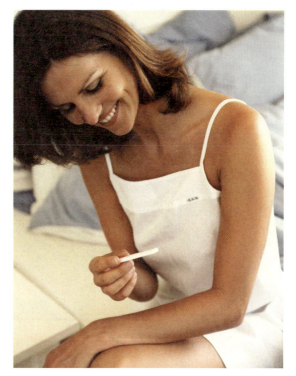

阳性了！妊娠试验检查发现了一条蓝线是你努力尝试妊娠的结果。

一旦发现**怀孕**了以后，有很多事情可做，以维护孕期前12周的**健康**。

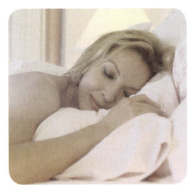
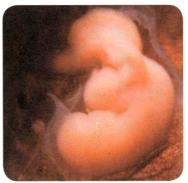
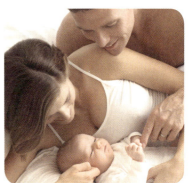

# 第十章

# 妊娠的维护

# 第十章 妊娠的维护

无论是自然受孕或辅助受孕，你现在会想尽一切可能的方法**成功受孕**得到一个**健康的宝宝**。本章节将帮助你度过**头几个星期**，这段时期很多女性不论在生理上还是情绪上都**最容易受伤**。

## Q 怀孕的关键日期是什么时候？

**从女性最后一次月经周期第一天算起**，平均的怀孕期持续40周。因此，如果你在下一周期那天（假如你是28天一个周期）做怀孕检测并得到阳性，你就已有四周孕期。

孕期分为三个阶段。在一个阶段结束和下一个阶段开始时会有一段特定重叠期。不过作为统一意见，孕早期是指怀孕的前13周；孕中期是指从第14周到第28周，孕晚期是从第29周到孕期结束。由于受精后宝宝被母体接纳的时间要占用周期的两周，所以孕育宝宝时期比怀孕推迟两周。

## Q 早期妊娠期时感觉焦虑正常吗？

**我发现很多女性**，尤其计划一段时间想要孩子的女性，她们在被证实怀孕后开始都是兴高采烈的，然后就焦虑，主要是担心会流产。这种担心完全正常，尤其是如果你采用IVF受孕。直到现在你可以当做自己是有生育问题的人试图怀孕，而不是实际上有了宝

宝可能在9个月后当家长的人。

如果你曾经流产过，或许更加特别担心直到度过怀孕期的末期。假如你已过了35岁，特别是当已过了40岁时，孕早期流产的几率会增加，因此度过这12周是一项重要目标。所有这些担忧都很正常，特别是度过这第一阶段。过了那个时期，胎盘已经完全建好并"接纳"了怀孕，流产的风险降至只有百分之一。

（可见176页）

## Q 我们已对此期待很久。为何我对自己怀孕会觉得可疑？

**和焦虑一样**，经历另一种消极情绪很正常。你可能觉得恐惧或者无法抵抗，并且你甚至可能有疑问自己究竟是不是想怀孕。不要觉得有负罪感，要把这些情绪当做你得知自己怀孕结果的后果。它们会使你更好地在生理上和精神上做好准备，以及考虑有了宝宝的实际问题。这就是你的实际情况，我认为这些情绪是应该经历的好事情。

## Q 现在我怀孕了，应该改变我的生活方式吗？

**在饮食和生活方式上照顾好自己是最重要的事**，这对你和孩子都好。我想强调的是每个女性和每次妊娠都存在个体差异，因此观察自己身体的变化也很重要，我认为这是保护肚里宝宝健康成长的自然方式。

**吉塔博士的小提示：**
在**怀孕早期**学习放松并且每日做20分钟练习。

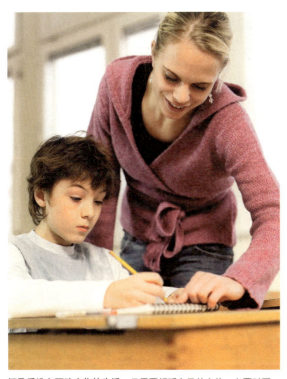

**怀孕后没必要改变你的生活**：只需要倾听自己的身体，必要时可以放慢节奏。

不管怎样，突然改变你的生活方式确实没有必要，你可以继续上班、锻炼，就像你怀孕前那样享受生活，只需要在你觉得疲惫时稍微减慢你的生活节奏。

Q 多久后我应该去看我的家庭医师？

刚发现自己怀孕时没有必要去看你的家庭医师，不过预约见一下也是个好主意，你可以咨询一些可能会出现的潜在问题或担心，以及探讨一下你想要进行的检查项目。你也需要探讨一下并选择所要做的检查项目，这些项目在不同的诊所之间可能会有区别。通常说来，不论你选择在哪家医院生产，如果你确定了是这家医院，最好是从第一次门诊开始一直到孕早期结束都一直在那家医院就诊。特别是你的第一次怀孕，可能听起来像要很久的时间。不管怎样，你越早去咨询医师，就会在最初预约见面中得到越多的好的建议。同时，家庭医师也可以在你怀孕初期给你提供建议和支持。

Q 我需要做什么为维持孕期健康打好基础？

孕期没有什么所谓理想的生活方式，所以有时如果觉得生活方式达不到标准，也没必要为难自己或者觉得有罪恶感。你需要意识到，有人认为怀孕前数周或者数个月是怀孕最重要的时期，因此照顾好自己（还有你的宝宝）是现在尤其重要的。你在怀孕早期所做的为你宝宝的成长打下了良好基础，因为这是宝宝关键器官和骨骼长成的时期（见172—175页）；是为了胎盘生长和发育，也是为你孕期的健康。最佳方式有助于打好这些必要基础，同时能从饮食和生活方式上增加你的储备。

Q 孕期的营养有多重要？

孕育中的宝宝从你自己的储备中吸收平日饮食中得不到的营养元素。怀孕前你的饮食越佳，那么你的这些营养储备越佳。

此外，很多研究已经证明在一些特定怀孕时期，确保你吸收大量特定的营养，能够保证宝宝生长的关键阶段所需营养。比如说，大脑和脊髓的发育来自称为神经管的胚胎组织。它的发育起始于受精后第28天，已证实在怀孕早期期间或之前摄取足够叶酸，可以显著减少譬如像脊柱裂这种神经管缺陷的发生。另外，在怀孕中期需要提供足够的钙，以此来满足宝宝的一些部位迅速增长。如果你饮食中缺少足够钙量，宝宝会从你的营养储备中吸取，这样持续下去会导致你体内钙被耗尽。同样，如果你饮食缺少铁，宝宝将从你体内吸收储存铁，使得你贫血而且感到疲惫。

# Q 怎样能有个健康的开始？

在怀孕早期，不仅为了宝宝所有器官生长的需要应有足够的营养储备，你还应该保持健壮以有能力孕育宝宝的长大。你有大量的事情能做，以有助于在孕期前12周和以后保持健康。

**休息**　有足够的休息是我推荐的列表中列第一件的。怀孕期间，尤其是在孕早期，特别是到了孕早期末，你会感到特别疲劳（见171页）。观察你的身体变化：如果你下班回来觉得困倦想睡觉，那就去睡，别忽视不管。哪怕睡两个小时再起来吃晚饭。还要保证你不用自己做饭。

**从今天起戒烟**　在整个孕期烟草中的毒素都可以穿过胎盘危害胚胎的发育。吸烟是导致流产的已知因素之一，因为它会夺取胎盘的氧，同时减少胎儿的氧供量。

**停止喝酒**　酒精对胎儿有毒。它同样减少胎儿的氧供量，这会影响胎儿的发育。我建议女性在怀孕全过程都要戒酒。

**避免摄入咖啡**　高量咖啡因消耗会提高流产的风险（见176—177页）。幸运的是，这个问题会自然地被解决，因为很多女性会在怀孕头3个月厌恶并完全远离咖啡。

**避免剧烈运动**　包括避免进行像骑马般的跳跃或蹦床之类的运动。在怀孕期间运动本身是好的（见168—169页）。但是，还是一样，我认为你应该观察自己身体发出的信号。通常，在头3个月期间，女性会感到好像有病或疲惫不想做任何事情，哪怕是温和的运动。如果你是接受IVF，我不建议你在孕早期做任何运动。

**避免过热的沐浴**　以及呆在蒸汽室或蒸桑拿浴，避免这些是因为这会使得体温升高，破坏发育中的胚胎或胎儿。

**学会放松**　如果你还没有这么做，你需要放慢你的生活节奏，在整个孕早期都要避免快速前冲的生活。用放松练习或技术来尽可能减少生活中的压力（见122—123页）。

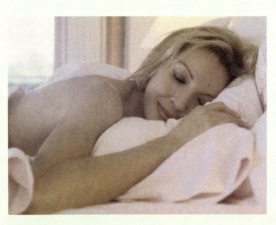

**妊娠期**需要有足够的睡眠，尤其是早期。

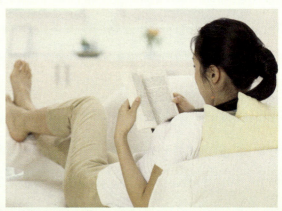

**放松是关键**。你要从日常繁忙的工作中解脱出来，去阅读一本书或者什么也不做。

**采用一个健康饮食计划** 在怀孕早期阶段建立你的健康饮食计划需要花费些时间，不能按想的那样进行，因为你可能会感到恶心或者嗜好吃一些特定食物。试着按照167页提供的建议，因为好的营养是怀孕早期最重要的。

**停止摄入孕前的营养补充** 换成补充特定的怀孕所需的多种维生素及矿物质，保证每天摄入至少400毫克的叶酸。即使你在怀孕前没有达到摄入量，现在也并不晚。如果你只补充一种那就补充这个。在一些特殊情况下，有的女性可能需要单独开处方以提高剂量。

**避免性生活** 如果你曾经流产过，或孕早期有出血，或你接受使用IVF，你应该在孕早期避免性生活。你需要向你的伴侣解释这些，尝试这时候找些方法保持身体亲密接触。另外，由于有类似恶心或虚脱等早期怀孕的症状（见170—171页），很多女性在早期几周会失去性欲。如果你遇到这种情况一定告诉你的伴侣原因。

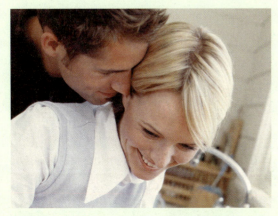

在孕早期建议你要避免性生活。但是你和你的伴侣仍可以有亲密的接触。

# Q 摄取多种维生素和矿物质是好方法吗？

**你吃的东西** 尤其是在怀孕前3—4个月你吃什么会影响到你自己和你的宝宝。不管怎样，尤其在怀孕早期，我认为补充多种维生素和矿物质仍是个好方法，可以消除你可能在怀孕前12周存在的营养不足。这段时间会因为恶心呕吐使得女性饮食结构发生混乱。这些营养的补充将确保你吸收足够的抗氧化剂维生素和矿物质，包括维生素C和E，硒以及辅酶$Q_{10}$，所有这些对胎盘的健康和胚胎细胞生长都很重要。补充包含Ω-3和Ω-6脂肪酸的鱼油，对你宝宝的大脑、眼睛和神经细胞的生长很重要。

# Q 什么是早期怀孕吃得合理的饮食规则？

**你的能量需要**会一天天变化，在你怀孕不同时期各有不同。在孕早期你的卡路里吸收和你怀孕前没什么不同（"吃两人份"只是传说），的确如果你没有在正常BMI范围（见13页），在这个阶段你的体重增加应该只有约2 kg。不管怎样，你会缓慢认识何时需要吃以及吃多少，因为你的身体将会开始告诉你需要什么。

实际上这个比较复杂，在孕早期，很多女性要忍受恶心呕吐，还有一小部分是本身怀孕带来的难受。医生们仍然不知道为何女性孕期会出现这些症状，不过有个理论说至少有部分可能源自于低血糖水平。对一些女性来说，这些症状在早上会加重（空腹几小时后），还有一些女性是在晚上会加重，这时她们很疲惫并且血糖水平开始下降。

不管你是否觉得恶心呕吐（见171页怎样妥善处理），有些特定的原则应该试着去坚持，也就是在怀孕期间要有健康的饮食（见167页）。

**Q** 我是个素食者。我在怀孕期需要什么特殊饮食吗？

**如果你是素食者**，你需要在蛋白质、维生素B、钙和铁的吸收上特别注意。你可以吃下面这些以确保足量的摄入：

- 坚果
- 豆类（例如鹰嘴豆，豌豆和大豆）
- 乳制品（例如脱脂奶酪和半脱脂牛奶、水果沙冰是养分的大量来源）
- 鸡蛋

锌在怀孕期有特殊重要的作用，在细胞分裂中有重要作用，并有助于宝宝免疫系统的形成。优质来源包括全米、谷类和种子。

如果你是素食者，你应该咨询医生因为你可能需要补充这些以确保你吸收适合的养分。

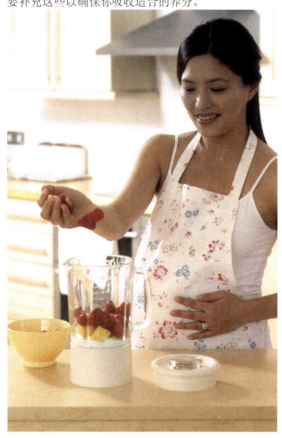

**水果沙冰**可以结合低脂牛奶以及水果富含维生素、矿物质和纤维质的优点。

**Q** 我应该避免吃什么？

**现在的女性**经常因为被很多轰炸式的建议有关应该或不应该吃什么搞得过度焦虑。下面的食物对你自身和宝宝都有危害，建议应该在孕期避免食用。不管怎样，我要强调如果你已经吃过以下的任何食物也不用恐慌。

- 未灭菌或者蓝色奶酪（包括白色干酪、软质乳酪和意大利干酪）以及含有李斯特菌属的肉酱罐头，这种菌很少见，它可以带给未出生的宝宝致命的后果。
- 熟肉和肉酱罐头也可能含有大肠杆菌，这是另一种少见却可带来潜在危险的菌。
- 生鱼和生贝壳，生的或未熟的鸡蛋，以及生的或未熟的肉类（特别是鸡肉），可能含有沙门氏菌，这种细菌可用高温灭菌。感染上沙门氏菌的母体会有不舒服的症状，但是它不会透过胎盘，所以宝宝不会受到感染。
- 冷冻食品和易洗的袋装色拉。这些也会含有沙门氏菌和李斯特菌。
- 生的或未煮熟的肉以及未洗的水果蔬菜可能被弓形虫感染，它寄生在猫的粪便中，可给胎儿带来危害。80%的人已经感染弓形虫或者对其有了免疫，它只对孕早期时头次感染的人有潜在危险。经常洗水果和蔬菜，在处理完这些或者处理生肉后要洗手。
- 肝脏含有高水平的维生素A，可以使得胎儿出现异常。
- 大型捕食鱼类，例如鲔鱼或旗鱼，可含有高水平的汞，养殖的大马哈鱼可能含有高浓度的杀毒剂。

**Q** 我需要补充些碳水化合物又担心会发胖。我要怎么做？

**女性经常有这种担心**，按照所需的能量她们很正常地在怀孕早期开始摄入大量碳水化合物。关键是少量多餐，并且确保吃的是充足的"好的碳水化合物"（见102页）而不是含有很多糖和精炼油或者加工过的快餐。当你需要点甜"刺激"，你可以食用有机蜂蜜或果酱，这些没有额外添加糖，也可以食用有机巧克力。

# Q 我想列出一个怀孕饮食计划，有哪些需要警惕的？

怀孕期间不要强迫自己吃什么，相反，应该试着遵循下面列出的简单原则。

**少食多餐** 这有助于保持你的血糖水平平衡。随着你的孕期时间逐渐加长，你会发现你的胃越来越容易消化少量多餐的食物。

**将蛋白质和碳水化合物混合搭配食用** 这有助于保持你的血糖水平的平衡。

**减少油脂类食品摄入量** 如果你有恶心呕吐的反应，那么这点就更重要了。

**避免食用硬化油脂食品** 这些存在于黄油和加工食物中，避免食用饱和脂肪酸（一般存在于在奶油和油腻的肉片中）。

**吃一些脱脂蛋白质** 这些比较容易消化：鸡肉、鱼肉和豆类是良好的来源，还有半脱脂牛奶和脱脂奶酪。

**吃一些含油的鱼类** 油鱼，例如野生大马哈鱼和鳟鱼，富含Ω-3脂肪酸，对胎儿的大脑发育很重要。两周吃一次。

**避免吃单一碳水化合物**（见102页） 如果你想吃点甜品，可以食用含85%有机可可的巧克力，以及含有缓慢释放碳水化合物的点心，例如燕麦面包，甘草杏，还有无花果。

**食用大量不同类的（理论上说应按季节性的）水果和蔬菜** 这些可以给你提供多种不同的维生素和矿物质，它们为你带来必要的营养成分和重要的膳食纤维（肠在孕期会变得蠕动缓慢）。水果和蔬菜也是抗氧化物质的大量来源，它们在孕期很重要，因为可以保护胎儿隔离于母体血流中暴露的自由原子。按照政府的建议每天食用五种。

**蒸的、烘烤的、炖的或者炒的食物** 这些将最好地保存了它们的营养价值。

**减少盐的摄入** 最大限度降低血液流动缓慢的程度。

**无论何时尽可能减少食用食物添加剂。**

每天至少饮用1.5升纯净水，草本的茶类也很不错。

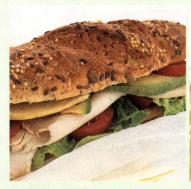
鸡肉沙拉三明治可提供很多种营养。

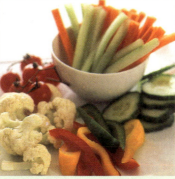
多样搭配的饮食可提供你需要的维生素和矿物质。

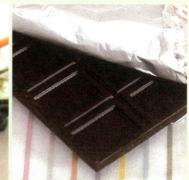
有机巧克力可以满足对甜食的渴望。

# Q 怀孕早期锻炼安全吗？

这个问题很难回答，因为对所有女性而言没有同一个答案。最终我认为你的身体会告诉你可以做多少运动以及应该做哪些，通常来说，怀孕早期的症状比如恶心、呕吐，还有感到疲惫，已经足够阻碍女性做太多运动。甚至有些平时习惯经常锻炼的女性，可能也会发现在头3个月，她们除了做一些例如散步之类简单柔和的活动外什么其他运动都做不了，这已经相当好了。我觉得你也不会在感觉身体疲惫和貌似生病的状态下强迫自己运动。的确，我认为这就是一种以自然的方式告诉你让你放轻松。你将在孕早期快结束时觉得自己又恢复活力，那时又可以开始做运动了。

不过，只要你觉得头3个月期间你觉得能做一些运动，或者在怀孕前都是有规律的运动，那么我建议你继续这么做，只要是缓慢、强度不大的运动让自己觉得舒服就好。但是，我建议你还是不要做例如跑步、蹦床或者骑马等类似一些会进行反复跳跃的运动。如果你定期去有氧健身班，你应该告诉教练你怀孕了，确保你的运动是安全的。如果你去健身房，要避免做腹部的运动，使用轻巧些的器械，要确保在孕期不会伤到肌腱和韧带（这个时期，它们会变松不容易重建，因此要避免施压过多），保证有氧运动的器械类似像划船器械、踏板或自行车之类的不会需要跳跃运动。

不论你选择哪种运动，要做到下面几点：

- 不要运动到过热或者大喘气。
- 不要让心率高于每分钟140次。
- 每次做让人紧张的锻炼不要超过15分钟。

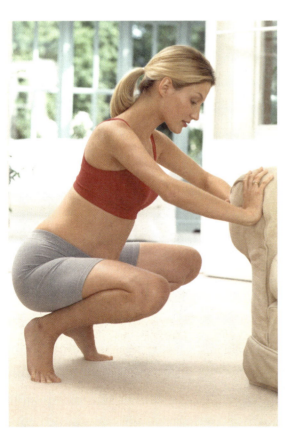

孕早期运动要适量，如果不喜欢运动也不要担心。

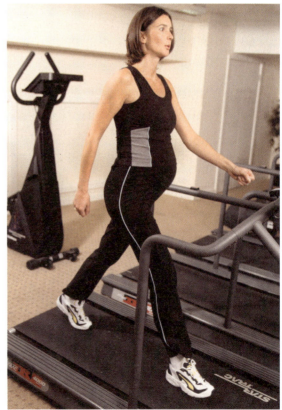

如果你在孕前就已经习惯了运动，那么坚持下去，但是要降低强度。

第十章　妊娠的维护

- 要把运动总量慢慢减下来。
- 如果觉得哪里疼或者感到晕眩，或有衰弱感那就要马上停下来。

如果你之前没有定期运动只是现在才开始锻炼，那就只能做类似像走路、瑜伽或者在特定的孕妇健身班做的一些柔和运动。要在懂得孕期生理变化的教练的监督下去做。

如果你属于高危妊娠（比如说，辅助受孕的，尤其是IVF，或者以前流产过，或者年龄已超过35岁），只要属于上述的情况之一，我建议你不要在孕早期里做运动。

## Q 怀孕早期锻炼的好处有哪些？

只要你不过分的运动，那么怀孕期间做运动还是有好处的。它可以带给你一些能量使你保持健壮和柔软灵活，这样有助于怀孕和分娩。如果你定期锻炼，你可以变得更加结实和有耐力，这些在后期都对你有帮助。如果你锻炼，血液总量会增加，循环速度加快，使得氧含量提升，这有助于促进胎儿的增长。

另外，锻炼可以使你觉得有活力而避免出现抑郁的情绪，因为大脑会释放一种称为内啡肽的物质，有助于提高情绪。

## Q 自从我发现自己怀孕，工作时我就开始担心并且有压力。我怎样才能让事情做得好些？

你可能会觉得这是所有事情中有点压倒一切的感觉，这并不少见，尤其是在怀孕初期需要调整你的生活时更有这种感觉。每天要腾出时间来放松和做呼吸训练，还要比以前提早上床睡觉。这些有助于你重新恢复自制力。如果你觉得有些难做到，简单的运动也可以帮助你缓解紧张压力，尝试着到午饭时间离开办公室出去散步。

# 个案分析

第一次怀孕的凯洛刚进早孕末期。她在渴望受孕的14个月后怀孕了。

**凯洛** 当怀孕检查显示阳性时我没有想象中那样紧张，之前我时常假想着自己得知怀孕时会有多么异常得兴奋开心。但是在起初的兴奋感逐渐减退之后，我觉得自己开始焦虑，我也开始觉得有刺痛和酸痛感。后来有些点滴小事也让我觉得恐慌。

我的工作很繁忙而且经常要开车，但是因为还处于孕期这么早的阶段，我还不想告诉老板我怀孕了。当我去吉塔博士西部诊所约见欧·内尔医生做怀孕早期咨询时，我觉得很宽慰。她帮助我制订了有助于更好地控制自己的活动计划。她还安排我做了早期的超声检查，让我得知一切都好以消除我的焦虑。我觉得轻松了些。

做了超声检查后，我和老板谈了一次，我们达成一致。我应该适当减少驾驶量。我也学会了一些呼吸的技巧，可以帮助我在焦虑时调节好情绪。最后，我真的能感受到宝宝和我紧密相连。

我已经度过这前12周的里程碑，我开始告诉我的家人和朋友，还有我所有的同事。这是一段很长的旅程，我将有一大段路要走，但是我已经开始接受我是个妈妈的这个现实了。

当最终确定已经怀孕那就要小心谨慎些。寻求安心并且做一切你能做的，确保你保持放松的状态，享受每个阶段。

# Q 什么是正常的孕早期反应？

**在孕早期**让人最担心的事情是当出现像刺痛或偶发的眩晕这些症状时不知道是否值得关注，尤其对于那些第一次怀孕的人。

实际上大多数女性将感受到多种不同症状，会出现肿胀、乳房疼痛、感到疲惫以及恶心症状，通常发生在前12周（见下述），此时她们的身体在逐渐适应着妊娠。每个女性都将有不同于其他女性的经历，同样每次妊娠本身也有不同。通常来讲，虽然她们难以避免怀孕早期这些症状，但她们都觉得没有什么确定方式来"感觉"自己怀孕。在大多数情况下，她们预料到这些影响面出现而不会有太多担心。尽管如此，

如果你出现持续性流血，或者腹部有剧烈的痉挛疼痛，那么你应该去看你的家庭医师或者到医院检查看是否哪里出现问题。

# Q 怀孕期间的恶心呕吐会导致问题吗？

**只有少数女性**由于连续数周有恶心呕吐，频繁而使身体疲劳过度，她们吃不下喝不下导致虚弱脱水，这些女性可能需要住院，维持她们体液、葡萄糖以及电解质至正常水平。不过，对多数女性来说，不能合理的吃喝比身体不适的情况更多，怀孕期间暂时性的这些副作用倒不会对成长中的宝宝的健康带来什么危害。不论你每天吸收什么营养，你的宝宝都会从你体

# Q 怀孕期间常见的不适有哪些？

不少女性很平稳地度过她们的孕期，但是也有不少会引起某些并发症，尤其是在孕早期的时候。

**疲劳感** 觉得疲倦这并不少见。留意你的身体状况尽可能做到及时休息。

**乳房发胀** 这点在有些女性比其他症状要常见。这是荷尔蒙引起的，包括高水平的雌激素等。

**恶心和呕吐** 这些很常见，但是没有出现这些症状也并不代表你的怀孕过程不正常。

**需要频繁的排尿** 这是由于供给所需的血液量增加，因此从肾脏过滤的液体总量也相应的会增加。

**感到头晕眼花或晕厥** 这是由于低血糖引起的，特别是如果你吃得不恰当，或者你下肢的血液回流到大脑含量不足。如果这种症状持续出现，应该咨询你的医生。

**腹部的疼痛** 下腹部疼痛比较常见，这提示你的骨盆韧带和肌肉被迫移动和受压，这是子宫逐渐增大的结果。不过，如果这种疼痛变得持续或者加重，应该及时看你的医生。尤其是出现在怀孕的头

8周，还可能你是异位妊娠（见26页），那么如果是这种情况，你需要紧急治疗。

**流血** 这是早期妊娠中最可怕的一个信号，因为它可能是流产的先兆。尽管如此，大约有1/3的女性在孕早期会出现流血，大多数仍可以继续妊娠。

流血的程度可从有点褐色分泌物到淡红色斑点，还可以到很大的血凝块，但是任何这些并没有危害。尽管如此，你要观察任何偶发性的出血，尤其是如果变红或者有凝块。当地的医院可以用超声波扫描来处理，最早在怀孕第6周，医生可以鉴定出问题在哪，或者要确保你的妊娠显影正常。

内本身储备的养分中吸取一些（见163页）。

让我补充说明一下，在大多数情况下直到怀孕早期结束都会出现恶心和呕吐，只要你觉得好点就要开始补充你的储备，这样你和宝宝可以获得提前几周或几月的营养。

我仍需要强调的是，没有觉得不舒服不代表就没有什么问题。一些幸运的女性完全没有不舒服的感觉，整个怀孕期间都不需要忍受任何不适。

## Q 对付晨吐有哪些好方法？

**没有什么特效的药物**或治疗方法可以解除晨吐，实际上，这种感觉是任何时候都可以发生。不过，下面这些建议可以有助于你妥善处理：

- 少吃多餐。
- 避免食用油腻或过辣食品。
- 食用易消化的食物，比如说压缩饼干，年糕和麦片粥（可能的话混合脱脂或者半脱脂牛奶）都是理想食品。
- 姜（例如，姜茶、姜制胶囊、姜的结晶体或者姜味的饼干）通常有助于减轻恶心的症状。
- 如果早上这种反应很强烈，试着在起床前先吃点压缩饼干。
- 针灸被证实有助于缓解早上的这种反应。有些女性用一个针灸腕带，它可以通过其中的按压点作用腕部。

## Q 感觉疲惫无力是正常的吗？

**就如同晨吐**，没人真正明白为何有这么多女性在怀孕早期几周会觉得这么疲劳。有些医生认为，简单

地说是由于体内发生快速的变化，使得你的新陈代谢要逐渐去适应这种感觉。还有种解释是说由于你体内的胚胎生长速度快而引起（不过，我必须强调的是，只要你没有觉得特别疲倦就不用担心——每个人怀孕感觉都会不一样，甚至同一个女性在这次怀孕时觉得疲劳，而在下次怀孕时又感觉完全好了）。

能量的不足很容易让人觉得虚弱，这是很多女性都感受过的，但是关键要明白这是属于完全正常的现象，还有不管是什么原因让你有了这些感觉，充足的睡眠和休息都是很必要的。

白天可以抽空打个盹，或者延长午休时间，还有就是晚上尽量早点睡觉。

大体来说，昏睡或者疲劳这些感觉会在早孕末期逐渐消失，到那时女性们通常感觉自己完全又恢复了精力。

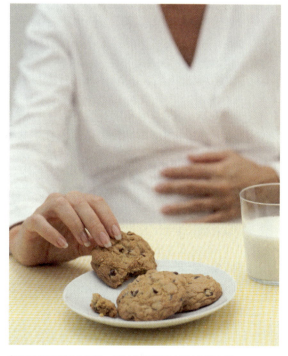

**如果早晨没有发生呕吐，**可以吃块饼干以保持血糖水平。

# 相关链接：妊娠最初的13周

不论对你还是孕育中的宝宝而言，孕早期是打好孕期健康基础的最重要时期。

到了13周末期，一个在初期怀孕时埋入子宫的细胞已经长成了人的雏形。所有重要的器官已经成型，也不再需要荷尔蒙复杂的相互作用，此时是通过完全建立好的胎盘来维持的。

## 吸引人的事实

直到怀孕的末期，通过心脏泵出的血液总量增加可达40%—50%。

## 你的宝宝和身体在0—6周的情况

**你的宝宝**　受精卵开始分裂时，先通过输卵管后埋入子宫内膜或者子宫的内层，最后形成一大簇数量约60个的细胞做囊胚泡。这个过程大约用三天。

■ 再过两三天，囊胚泡全部埋入子宫内膜并且分裂成大约100个细胞。现在形成了两个特定的细胞层：外面这层叫滋养层，将发育成胎盘；内层细胞将发育成胚胎。

■ 聚集的内层细胞将在受孕后两周的过程中分化为三种细胞。每种细胞将会分别发育成身体的不同部分：外层的或者叫外胚层，发育为皮肤、头发、指甲、（牙）釉质，重要的还有大脑和神经系统。中间这层也就是中胚层，形成骨骼、肌肉、肾脏、心脏、血管和生殖器官。内层的即内胚层，形成呼吸和消化系统，还有膀胱和泌尿道。所以说，甚至在你知道自己怀孕前，很大的变化正在发生并且你宝宝身体的重要部位正在开始逐渐形成。

■ 到了第6周末，测量胚胎的长度约有4毫米，重量不到一克，样子像个蝌蚪或者逗号。它褶皱起来，在中间代表心脏开始的部位膨出，这里开始"飘动"和跳动，就像心跳。

被称为神经管的结构开始在底端形成脊髓，外封着未发育的脊柱，上端是大脑。神经细胞形成不同的折叠和中空形式，将来发育成大脑的不同部位。已经可见眼睛和嘴巴的雏形。

胚胎漂浮在水泡样子的充满液体的液囊中，即羊膜囊，它可以把胚胎和外界隔离开。营养可从气球样子结构的卵黄囊中吸取，它通过脐带附着在这方面。羊膜囊的外层部分叫绒毛膜，它的一部分将会形成胎盘。

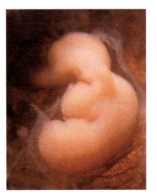

**发育28天后**，主要的胚胎原始器官各系统已形成。

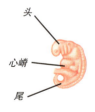

头

心嵴

尾

**怀孕至6周**所有的心脏细胞组成一个整体在跳动，初始的神经系统已经形成。

妊娠的维护

你的身体：当胚囊种植到你的子宫内壁时，它就开始分泌绒毛膜促性腺激素（hCG）。然后它促进黄体（由释放了卵细胞的卵泡形成的组织块）分泌妊娠素来促进胚胎在正确的地方着床。激素同时增加子宫颈黏液的分泌，形成黏液栓堵住你的子宫口。升高的雌二醇同时使得子宫内膜增厚以利于胚胎着床。如果在怀孕前3个月，这些激素的水平低就会导致流产。

6个星期以后，你的子宫可能由原来一个李子大小长到一个苹果大小。你的代谢水平要增加10%—25%来制造更多的氧气满足你不同器官的需要。在六个星期末，子宫的血液供应翻倍。你的子宫开始膨胀而且你的血容量开始增加来确保可以灌注入子宫新形成的血管中，尤其是胚胎。在怀孕期间，你所有的器官血流量都会增加。这是因为血容量从5升增加到大约7到8升。红细胞的数量也需要增加。这就是为什么保持摄取含铁量高的食物这么重要的原因。

# 6—10周时你的胎儿和你的身体

**你的胎儿** 从大约8个星期左右开始，胚胎就称之为胎儿。在10个星期末时，胚胎有30毫米长，重3克—5克。

- 脖子和前额开始形成，眼睛也转移到头的前方。将形成奶牙的牙蕾也在下颌骨上形成。
- 在10周末期，胎芽也开始发育成四肢而且有蹼的手也开始分长出手指。
- 小尾巴现在几乎完全消失。
- 在脊椎的两侧开始形成椎骨而且不断地增加神经系统的复杂性。可以看到胎儿做出一些小的、无序的活动。
- 10周以后，超声波检查中可见心脏的四个腔。它们以每分钟180次的跳动通过快速发育的循环系统泵血。这种跳动速度是成年人休息时心脏跳动速度的两倍。
- 胃、肝脏、肾脏和消化系统的其他器官都已经形成。

- 胚囊的外层，或者绒毛膜形成指状突起被称作绒毛，而且开始在一边集中生长，借助于新形成的血管进入子宫壁。这些绒毛最终将要形成胎盘，它能保护你的胎儿。然而胎儿还是很容易中毒的（见P176页）。

**你的身体** 你的代谢水平将增加。妊娠期激素使你的肌肉放松，包括你的心肌。血管也同样处于放松状态（变得更加的膨胀）以容许大量的血可以泵到胎儿的周围，而不会引起你的血压达到一个危险的水平。

- 乳头（侧窝）周围的皮肤要比平常看上去暗，这主要归功于增加的血流和血容量。乳房开始膨胀而且更加地紧绷。因为乳腺导管开始为怀孕末期的泌乳做准备。

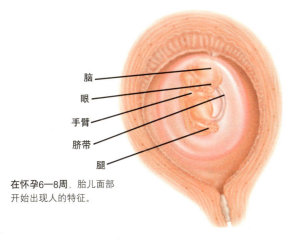

脑
眼
手臂
脐带
腿

在怀孕6—8周，胎儿面部开始出现人的特征。

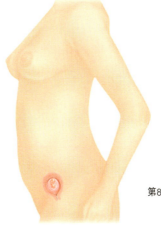

第8周，胎儿大概25毫米长。

# 10—13周时你的胎儿和你的身体

**你的胎儿**　13周末期胎儿所有重要的器官、肌肉和骨头都已经形成。

- 肘、手腕和手都可以清晰地看到，而且下肢也一直在发育。
- 12周以后，钙开始在四肢和牙齿上沉积促进骨的形成（骨化）。这个行为在出生以前持续，虽然骨的硬化在青春期之前不会停止。
- 胎儿对外部的刺激会有反射反应，所以如果妈妈的肚子受到刺激，它就会试图运动。
- 胎儿的卵巢和睾丸已经完全形成，虽然外生殖器（阴茎和阴蒂）还不能明显地辨认。
- 胎儿的血液逐渐由他的肝脏制造而不是来之于卵黄囊。

**你的身体**　在妊娠期的3个月后，大约心脏排出的血的1/4（你全身泵出的血液的量）会直接到达你的子宫，而没怀孕之前只有2%。你可能会发现有时会呼吸困难，因为你的肺要适应增加氧气量。

如果你曾经感到劳累或者恶心，从这个时候开始这些症状就开始减轻。你开始能正常地饮食而且会很快恢复到你原来的水平。

你的腰部已经稍微地增粗，而且你的体重可能有所增加。你的乳房进一步发育。因为你的子宫增大而且骨盆侧的韧带拉伸，你可能有时候会感到疼痛或者刺痛。

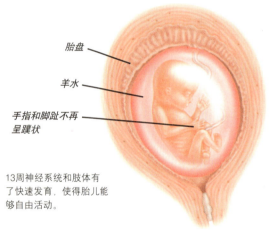

胎盘

羊水

手指和脚趾不再呈蹼状

13周神经系统和肢体有了快速发育，使得胎儿能够自由活动。

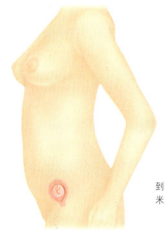

到第13周，胎儿长80毫米，重25克

## 胎盘

在13周末，你的妊娠不再是由激素支持的而是完全靠胎盘支持的。胎盘起到胎儿的肺和肾脏的作用。在胎盘和胎儿之间有脐带连接。脐带中有一条粗的静脉从母亲传向胎儿的携带有氧的血液和营养物质，此外还有两个小动脉携带含有废弃物和脱氧的血从胎儿传向母亲。胎儿和母体环境之间有很薄的膜隔开，而且永远都不会混合，这就是为什么胎盘可以作为屏障，阻止有害的物质从母体传给胎儿（见第176页）。即使母亲失血或者胎盘受损，胎儿的内环境都受到保护。

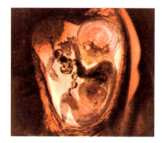

**成熟的胎盘**　胎盘快速增大，满足孕期胎儿的需要。到了分娩前，胎盘约20厘米—25厘米宽，重约700克。

第十章

妊娠的维护

# 你的12周的超声检查

**11—13周之间**你应该做一次常规的超声扫描，它可以帮助监测胎儿的生长和发育。这也可以用于确定你的宝宝的预产期（EDC）。

超声波检查是用一种小的、手持式的探头（称作传感器）发射高频声波通过你的身体来工作的。当冲击组织的脉冲转换为电子信号时形成回波，回波被处理成为图像。在你做腹部超声扫描之前，你需要喝几瓶水以充盈你的膀胱。你膨胀的膀胱减少了你下腹部的空间并使子宫上抬，使之更利于超声波检查得到一张清晰的图像。医生会测定胎儿头和腹部的周长和股骨（大腿骨）的长度以及它们之间的联系以得到生长的指征。你宝宝的心跳同样会被监测，你还能看到它在屏幕上快速地跳动。

超声波可以检测出大多数的胎儿异常并能鉴别出造成胎儿危险的病症。不是所有的病症都能通过扫描识别出来，但是，例如无脑儿（大脑缺陷）的检出率是98%，脊裂儿检出率为80%。筛查主要用于检查各种染色体病、尤其是唐氏综合征（参见下图）。

多胎受孕常于12周的扫描中诊断出来，如果你做了6周的扫描（通常在IVF处理之后），这也可以早些看到，可见到两个或更多的胎儿位于宫腔中。

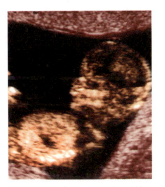

12周时3D超声可以检查胎儿的情况，图中胎儿头部在右侧，显示出面部特征。

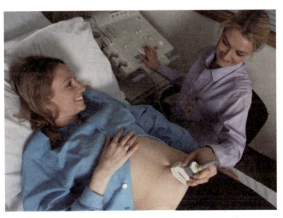

超声医师用一个探头在腹部进行扫描来了解胎儿的结构情况。

# 颈部半透明检查

**在你12周的超声检查中**，也会检查在胎儿后背颈部皮肤下方液体的情况，即颈部透明区。这用于了解宝宝有没有患上唐氏综合征的危险。少于3毫米说明低危险率，95%的妇女是这个结果。如果指标是4毫米到7毫米，进一步的检查就有必要了。颈部超声可以提示胎儿是否有患唐氏综合征的可能性，但是不能得出结论，还要以进一步的诊断检查，如羊膜腔穿刺术，来确实诊断。

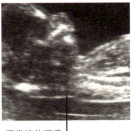

正常液体深度

**较小范围** 颈部透明区提示唐氏综合征低风险

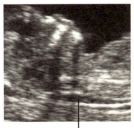

液体深度增加

**颈部透明区** 范围增加提示唐氏综合征高风险

# Q 哪些药物是我在怀孕期可以安全使用的？

**很多药物**——甚至非处方药物都是怀孕期不推荐的，虽然你可能不幸地在你不知道自己怀孕的情况下误用了，它们不太可能对你的胎儿一点害处都没有。然而，你应该经常向你的医生咨询你的某一种处方药是否可以在孕期使用，当你买了一种非处方药物时也要向药剂师咨询。即使它们是技术安全的，你会发现一些药物（例如消化不良类药物）影响维生素和矿物质的吸收，所以除非在特别需要时最好不要使用它们。

# Q 怀孕时感染是一个危险因素吗？

很多妇女担心感染会影响她们的怀孕，但是我可以向你保证像普通的感冒、流感、咽喉肿痛、肠胃炎和一般的肚子不舒服不会对你的受孕或宝宝造成危险。

然而，如果你患的是诸如水痘、风疹（见14页）或麻疹而且你自己以前没得过或还没有免疫力的疾病，这是一个值得关注的原因，你应该咨询你的家庭医师。

**水痘**：这是一种在小孩中尤其普遍的高传染性病毒，但是它很少会影响你的受孕或宝宝。如果你是在怀孕的前8周感染水痘，它不太可能会造成你的流产或影响胎儿。如果你在8至20周之间感染它，也只有很小的危险性（1%—2%）会影响你的宝宝。

**风疹**：高传染性病毒疾病中的一种，如果在怀孕期感染了风疹将会导致流产和感染到你子宫中的胎儿。最严重的病例情况是，如果感染发生在近分娩期，它会直接导致宝宝的死亡。

# Q 怀孕期使用中草药是否安全？

**一些中草药**剂会干扰胎儿的发育，就像传统的药物一样。怀孕期在使用任何中草药之前你无论如何要咨询一个合格的中医，记住中药没有像常规药物那样经过严格的临床检测。仅仅凭借药物的"天然"并不意味着它就是无害的或肯定对你有利的。

# Q 会伤害宝宝的还有什么？

**可以通过胎盘屏障**而影响胚胎或胎儿的有害物质称为致畸物。在主要器官形成发生的孕早期接触致畸物，会导致畸形儿的出生。常见的和已知的致畸物包括：

- 某些药物，如镇静剂、抗抑郁药、抗疟疾药和一些草药。
- 毒品，如大麻、可卡因。
- 尼古丁和酒精。
- 化学制剂，如铅、多氯联苯和二恶英。
- 射线，如X射线。

# Q 在前12周流产的几率有多少？

**流产**是怀孕中很普遍的问题，但是绝大多数发生在很早的时候，常常在你知道自己怀孕之前。

- 6周时，大约1/6的孕妇，或者说15%都会以流产告终。
- 8周时，流产造成的怀孕终止几率大幅下降，大约1/16，即6%。
- 12周之后的孕妇，仅有1%发生流产。

# Q 流产为什么发生？

**流产主要由于胎儿形成不必要的染色体异常造成的。**染色体异常的危险随着年龄增长而增长，但是另一方面，这种所谓的随机流产实际上就是"坏运气"。有时，妇女流产的原因与激素或身体因素有关（如子宫异常或子宫颈松弛）。吸烟增加流产的危险，有流产病史也同样增加再次流产的几率。很少妇女有自动免疫的问题，会引起复发性流产。如病毒性风疹、泌尿系的感染同样会导致怀孕终止。

然而，无论你被告知过什么，以下不会导致流产：正常的运动、缺少休息、举物、吃香辣的食物、性生活、旅行、面对电脑屏幕和便秘。有时，它们对怀孕不好，但是胎儿在子宫环境中被保护的很好，除非你是高危孕妇，你应该尽可能正常进行生活而且致力于健康的饮食和生活方式。

## Q 如果我流产了，应该怎样处理？

**如果你不幸流产**，你不应该责怪自己，因为有可能并不是你做错了事导致了流产。在怀孕的任何阶段失去孩子都是打击性的，会花费几个月恢复身体，特别是心理。你强烈的失去感意味着痛苦和悲伤会伴随在不同的阶段，从震惊到不相信，到麻木、迷惑、气愤、内疚，甚至抑郁。不要犹豫去找专门的生理和心理方面的专业医师帮助：很多产院单位有训练过的咨询医生帮助你和你的伴侣。

告不告诉你的家人、朋友和同事（也许他还不知道你已怀孕）将是私人的决定，但是你将会从专业指导中得到帮助。另外你也会在过多久之后再怀另一个宝宝的决定中得到帮助。确保你重新开始时你在生理和心理方面都是足够强壮的。

## Q 我们度过了妊娠期的3个月，是否我们就成为了真正的父母？

**安全度过怀孕的前12周**对妇女来说是一个很主要的步骤，特别是对那些受孕或维持妊娠有问题的妇女来说。这段时期之后，怀孕不再由激素支持，而是胎盘，而且流产的危险大大降低。在妊娠期3个月后流产的妇女不是因为她们的宝宝有先天性异常（经常起源于基因），就是因为她们的宝宝感染了例如李斯特菌的传染病，或是她们宝宝的身体不足以使妊娠继续。幸运的是，这种情况很少见，所以一旦第12周一过，夫妻就感觉松了一口气并且有信心把怀孕的消息告诉家人和朋友。

这有合理的理由让你相信你可以从现在开始享受余下的怀孕时光，不大可能再会有不测发生。你可以为你宝宝在几个月后的到来做更具体的打算了。

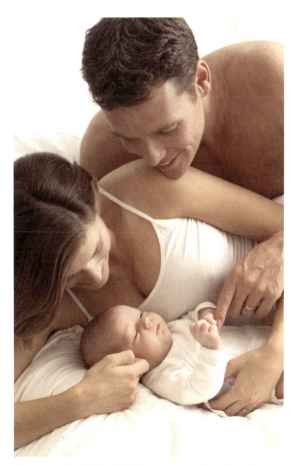

在度过了比较危险的孕早期以后，你可以更有信心成为一个父母。

# 问卷调查：早孕

好消息！你已经怀孕了而且可能已经经历了或高或低的怀孕期前几周的风险期。这份调查表有点不同：每一个"是"你将记1分，来检查你已经做了你所能做的，以确保你的宝宝以最健康的可能状态开始。

**1** 你会用放松的技巧来缓解你的任何可能会有的压力和焦虑吗？

**是**□ **否**□

当你发现你怀孕时感到担心和情绪混乱是正常的。试着尽可能放松并使你的精力尽可能充沛。

**2** 你比平时更早睡觉了吗？

**是**□ **否**□

很多孕妇在妊娠前3个月会感到疲惫，确保你得到额外的睡眠以满足怀孕早期你宝宝的额外需求是重要的。

**3** 白天时你想休息时会休息吗？

**是**□ **否**□

也许这很难接受。你可能在白天也要休息，但是听你的宝宝告诉你的吧。你的精力充沛是最主要的。

**4** 你每天都会补充叶酸吗（400微克）？

**是**□ **否**□

如果你只补充一种维生素，那就选择这个吧。

**5** 你是否补充特殊的孕期复合维生素或矿物质？

**是**□ **否**□

在前3个月的补充是有用的，这时妊娠反应会使进食困难（见165页）。

**6** 你运动吗？

**是**□ **否**□

如果你不是高危孕妇，在怀孕早期运动对你是有利的（见168—169页）。

**7** 你是否戒掉了吸烟和喝酒？

**是**□ **否**□

两者都会影响胎儿，因为它们的毒性元素会通过胎盘而减少胎儿氧气的摄入量。

**8** 你是否戒掉了咖啡？

**是**□ **否**□

大量地饮用咖啡与流产危险性的增高有联系。

**9** 你是否已经将166页列出的有潜在危险性的食物从你的食谱中移走？

**是**□ **否**□

它们是非必需的食物而且应该在怀孕期避免。

第十章 妊娠的维护

**10** 在你吃任何药的时候向医生和药剂师咨询吗？

**是** ☐ **否** ☐

只有在特别需要的情况下才能吃药，因为一些药对胎儿的发育有害（见176页）。

---

**11** 你是不是每天至少饮用1.5升水？

**是** ☐ **否** ☐

处在良好的水合状态对于怀孕之前和怀孕之后你的新陈代谢非常重要，所以从现在开始养成饮用足够量水的习惯，例如水和药茶。

---

**12** 你有没有告诉你的家庭医师你怀孕了？

**是** ☐ **否** ☐

尽早地告诉比晚告诉要好，发生任何可能的问题的时候，他或者她可以给你支持和建议（见163页）。

# 你的分数

**9—12分** 高分，所以祝贺你。虽然没有任何的保证，但是你做了所有能确保你保持健康和支持胎儿的生长和发育的事情。只需要保持你的良好习惯，享受怀孕——在你知道之前你的胎儿就已经在那了。

**5—8分** 你已经抓住了很多能够帮助你给予你一个更好健康和怀孕的机会，但是还有很大的空间可以提高。使用这个调查表来辨别你欠缺的地方，然后再次阅读找出怎么改变才能让自己得高分。

**0—4分** 你应该重新考虑孕早期的生活方式，因为这是胎儿发育最重要的时期，而且对于你的健康也很重要，不只是现在，还有怀孕以后。重新阅读这篇文章，找出怎么才能提高自己的分数。

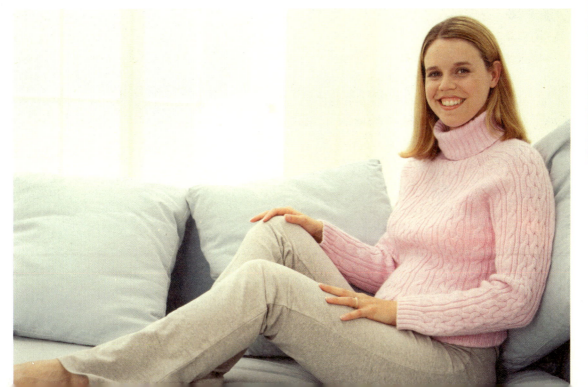

A Dorling Kindersley Book

**www.dk.com**

著作权合同登记图字 07-2008-1933

Original Title：Plan to get Pregnant
Copyright © 2008 Dorling Kindersley Limited
Text Copyright © Zita West

图书在版编目（CIP）数据

完美受孕：养育天才宝宝的第一步/（英）韦斯特（West，Z.）著；龚晓明译.
—长春：吉林出版集团有限责任公司，2009.1
（百宝书坊）
书名原文：Plan to get pregnant
ISBN 978-7-80762-901-6

Ⅰ.完… Ⅱ.①韦…②龚… Ⅲ.妊娠期－妇幼保健－基本知识 Ⅳ.R715.3

中国版本图书馆CIP数据核字（2008）第197525号

| | |
|---|---|
| 书　　名：| 完美受孕——养育天才宝宝的第一步 |
| 作　　者：| （英）吉塔·韦斯特 |
| 译　　者：| 龚晓明 |
| 策划编辑：| 赵国强 |
| 责任编辑：| 奚春玲 |
| 装帧设计：| 夏　晴 |
| 出　　版：| 吉林出版集团有限责任公司 |
| 地　　址：| 长春市人民大街4646号（130021） |
| 印　　刷：| 北京盛通印刷股份有限公司 |
| 开　　本：| 720mm×980mm　1/16 |
| 印　　张：| 11.25 |
| 版　　次：| 2009年2月第1版 |
| 印　　次：| 2009年2月第1次印刷 |
| 发　　行：| 吉林出版集团有限责任公司北京分公司 |
| 地　　址：| 北京市宣武区椿树园15—18栋底商A222号（100052） |
| 电　　话：| 010-63106240（发行部） |
| 书　　号：| ISBN 978-7-80762-901-6 |
| 定　　价：| 39.00元 |